浙江省高校重点建设教材
宁波大学教材建设项目资助

人体基因学

（修订版）

主　编　郭俊明

副主编　肖丙秀

编　者　（按姓氏笔画为序）

习　阳　肖丙秀　季林丹

郭俊明　蒋孝明

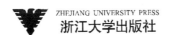

ZHEJIANG UNIVERSITY PRESS
浙江大学出版社

内 容 提 要

　　人体基因学是研究人体基因的结构与功能的新兴学科。随着人类基因组计划的实施，人们对自身遗传物质的认识进入了新时代。基因与人的生、老、病、死密切相关。基因的研究成果已广泛渗透到政治、经济和社会生活的各个方面。本书内容包括：绪论、基因与基因组、基因的功能、基因与疾病、基因克隆、基因与社会等六章。

　　本书可用作高等院校公共选修课和大学生素质教育的教材，也可供医学、生命科学相关专业的科研人员、教师、研究生和本科生参考，还可作为大众普及基因知识的参考资料。

图书在版编目（CIP）数据

　　人体基因学/郭俊明主编. —杭州：浙江大学出版社，2013.8（2024.7重印）
　　ISBN 978-7-308-12169-9

　　Ⅰ. ①人… Ⅱ. ①郭… Ⅲ. ①人类基因－高等学校－教材 Ⅳ. ①R394

　　中国版本图书馆CIP数据核字（2013）第200753号

人体基因学（修订版）

郭俊明 主编　　肖丙秀 副主编

责任编辑	张凌静（zlj@zju.edu.cn）	
封面设计	刘依群	
出版发行	浙江大学出版社	
	（杭州市天目山路148号　邮政编码310007）	
	（网址：http://www.zjupress.com）	
排　　版	杭州立飞图文制作有限公司	
印　　刷	广东虎彩云印刷有限公司绍兴分公司	
开　　本	787mm×1092mm　1/16	
印　　张	10.5	
字　　数	263千	
版 印 次	2013年8月第1版　2024年7月第6次印刷	
书　　号	ISBN 978-7-308-12169-9	
定　　价	23.00元	

前 言

人体基因学是研究人体基因的结构与功能的新兴学科。随着人类基因组计划的实施，人类对自身遗传物质的认识进入了新时代。基因与人的生、老、病、死密切相关。基因的研究成果已广泛渗透到政治、经济和社会生活的各个方面。基因诊断和基因治疗是医学的重大进步，基因工程产品改变了人们的食品结构，克隆技术的产生引出了伦理学的新课题，大量DNA序列的测定促成了生物信息学的兴起和发展，生物芯片技术是多种高科技（激光扫描、荧光标记、计算机和微点阵等）融合的典范，有关基因隐私权是法律、道德、医保、招聘和婚姻问题专家讨论的热点，等等。

在这样的背景下，笔者总结了国内外与人体基因有关的研究成果，结合自己在国家自然科学基金和其他基金资助下的研究结果，以及最新研究进展，修订了《人体基因学》这本教材。本书包括绪论、基因与基因组、基因的功能、基因与疾病、基因克隆和基因与社会等六章。

本书可用作高等院校公共选修课和大学生素质教育的教材，也可供医学、生命科学相关专业的科研人员、教师、研究生和本科生参考，还可作为大众普及基因知识的参考资料。

本书的编者们是长期从事人体基因学研究的年青学者，绝大多数有海外留学经历，能把握国内外相关研究的最新进展。第一、二、三章由郭俊明编写，第四章由季林丹编写，第五章由习阳编写，第六章由肖丙秀编写，附录由蒋孝明编写。

本书的出版，不仅得到宁波大学教务处和医学院领导的大力支持、浙江大学出版社的关心和帮助，而且受到"国家卓越医生教育培养计划""国家双语教学示范课程""浙江省高校重点建设教材""浙江省精品课程"和"宁波大学教材建设项目"等资助，在此表示衷心的感谢。

时间和水平有限，加之按本体系来编写人体基因学是一种新的尝试，因此，本书必有不少不妥甚至错误之处，恳请广大读者惠予斧正。

郭俊明

2013年3月于宁波大学

目　录

第一章 绪 论

　　基因的研究与遗传物质的发现有密切关系。早在 1869 年瑞士外科医生 F. Miescher 就首次从脓细胞核中分离出一种不同于蛋白质的酸性物质，并称之为 "核素（nuclein）"；后来，他又从鲭鱼精子中分离出类似的物质，并指出它是由一种碱性蛋白质与一种酸性物质组成的复合物（此酸性物质即是现在所称的 "核酸"）。又经过十多年的努力，"核素" 中的四种基本碱基——腺嘌呤（adenine, A）、鸟嘌呤（guanine, G）、胞嘧啶（cytosine, C）和胸腺嘧啶（thymine, T）先后被发现。1889 年，R. Altamann 将 "核素" 命名为核酸（nucleic acid）。1909 年，美籍俄裔生物化学家 P. A. T. Levene 发现酵母的核酸中含有核糖，随后又发现动物的核酸中含有脱氧核糖，于是他把核酸分为两大类：核糖核酸（ribonucleic acid, RNA）和脱氧核糖核酸（deoxyribonucleic acid, DNA）。1909 年，W. L. Johannsen 用 "基因(gene)" 取代 "遗传因子"，而 1910 年 T. H. Morgan 首次用实验证明了基因位于染色体上，并于 1917 年提出 "基因是生物遗传的基本单位"。1926 年，Morgan 的专著《基因论》出版，标志着经典遗传学理论体系的建立，Morgan 被称为 "分子生物学之父"，他也是第一位获得诺贝尔生理学和医学奖的遗传学家。1941 年，美国遗传学家 G. W. Beadle 和生物化学家 E. L. Tatum 分离出链孢霉的生化突变型，提出了 "一个基因一个酶" 的假说，说明了基因的一些基本功能。1944 年，O. T. Avery 等科学家发现致病性肺炎双球菌的 DNA 可使非致病性的肺炎双球菌转变为具有致病性的细菌，这就是著名的细菌转化实验，通过这一实验证实了 DNA 是遗传物质。1953 年，J. D. Watson 和 F. Crick 共同提出的 DNA 双螺旋结构模型发表在当年 4 月 25 日的 Nature 杂志上，为揭示遗传信息的传递规律奠定了基础，标志着现代分子生物学的开始。20 世纪 70 年代，基因克隆技术的发展和兴起，使人们有可能按照自己的愿望改造基因，为人类服务。由核酸研究而产生的分子生物学，特别是基因工程技术已渗透到医学、药学、遗传学、农学等各个学科，人类对生命本质的认识也进入了一个崭新的时代。

　　目前，随着科学的进步，分子生物学已经从研究单个基因发展到对生物体整个基因组结构与功能的研究。1990 年开始实施的人类基因组计划（human genome project, HGP）是生命科学领域有史以来最庞大的全球性科学研究计划，确定了人体 23 对染色体 DNA 中总共约 30 亿个核苷酸的排列顺序。由这些碱基对组成的人类基因组中蕴藏着生命的奥秘。经过 13 年的努力，人类在揭示生命奥秘、认识自我的漫漫长路上又迈出了重要的一步。2003 年 4 月 15 日，中、美、英、日、法、德等国政府首脑联名发表了《六国政府首脑关于完成人类基因组序列图的联合声明》，标志着人类基因组计划顺利完成。

　　近些年来，新一代高通量基因测序技术和大规模转录组学研究的成果层出不穷，为我们揭示基因的奥妙提供了新思路。目前，以"DNA-RNA-蛋白质"为中心的遗传学法则和传统基因表达调控模式等经典理论受到前所未有的挑战。人们发现，在人类基因组中约93%的序列可被转录，其中具有蛋白质编码功能的转录物不超过2%，而占转录组90%以上的是无蛋白质编码功能的非编码RNA（noncoding RNA，ncRNA）。ncRNA尽管没有蛋白质编码功能，但它们广泛参与生命现象的各个环节，包括生长、分化、发育、免疫、凋亡等。

基于基因组研究成果的基因工程药物、基因治疗、生物芯片、基因诊断等，有着极其广阔的应用前景；基于基因组知识的药物设计，尤其是基于药物基因组学的个体化药物治疗，将在大大提高药物治疗效果的同时最大限度地降低药物的毒副作用。在此基础上，功能基因组计划将确定人体内的所有基因的功能及其调控方式。这些研究成果必将进一步加深人们对人类自身的认识，促进医学及社会的进步。

（郭俊明）

第二章　基因与基因组

生物体的遗传物质是核酸。核酸（nucleic acid）是以核苷酸为基本构成单位的生物大分子。天然的核酸有两大类：核糖核酸（ribonucleic acid, RNA）和脱氧核糖核酸（deoxyribonucleic acid, DNA）。绝大多数生物体的遗传物质是 DNA，有些低等生物的遗传物质是 RNA。

人体的遗传物质是 DNA。人体 DNA 携带人类的遗传信息，存在于细胞核和线粒体中，决定细胞和个体的基因型（genotype）。人类 RNA 主要存在于细胞核内和细胞质中，功能性 RNA 主要参与蛋白质的合成过程，把 DNA 中的遗传信息表达成蛋白质中的氨基酸排列顺序；或者在多个层面（DNA 复制、转录、转录后、翻译、翻译后、表观遗传等）参与基因表达的调控过程。通过基因表达（转录和翻译两个过程），人类的各种遗传性状（表现型，phenotype）体现出来。

第一节　核酸的化学组成

通过水解作用，两类核酸（DNA 和 RNA）均可生成其基本的构件单位——核苷酸（nucleotide），而核苷酸彻底水解的产物是磷酸（phosphate）、戊糖（pentose）和碱基（base）等三类物质（见图 2-1）。

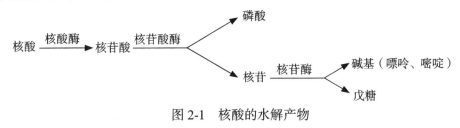

图 2-1　核酸的水解产物

一、核酸的元素组成

组成核酸的元素有碳（C）、氢（H）、氧（O）、氮（N）、磷（P）等，其中磷元素的含量比较恒定，约占 9%~10%。因此，可以通过测定磷的含量来推算样品中核酸的含量。这种核酸定量分析的方法称为定磷法。这是一种比较实用且简便的测定核酸含量的传统方法。

二、核酸的化学组成

（一）碱基

组成核苷酸的碱基（base）均为含氮杂环化合物。碱基可分嘌呤（purine）和嘧啶（pyrimidine）两大类（见图 2-2）。嘌呤碱主要有腺嘌呤（adenine, A）和鸟嘌呤（guanine, G）等两种，而嘧啶碱主要有胞嘧啶（cytosine, C）、尿嘧啶（uracil, U）和胸腺嘧啶（thymine, T）等三种。DNA 和 RNA 分子中都含有腺嘌呤（A）、鸟嘌呤（G）和胞嘧啶（C）；胸腺嘧啶（T）一般只存在于 DNA 分子中，而尿嘧啶（U）只存在于 RNA 分子中。

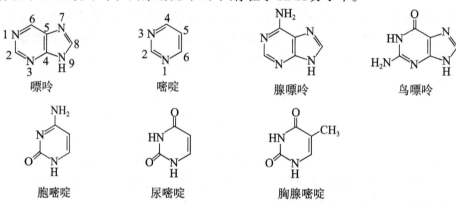

图 2-2　核酸分子中主要碱基的结构

从碱基的结构中可以看出，嘌呤环和嘧啶环中都含有共轭双键。这种结构对波长在 260nm 左右的紫外光吸收较强。因此，可以利用这一特性对碱基、核苷、核苷酸和核酸进行定性和定量分析。这种利用核酸紫外吸收性质进行比色分析的方法是一种最为常用的核酸分析方法。

上述五种碱基中的酮基和氨基，均位于碱基环上氮原子的邻位，这种结构有利于酮式—烯醇式和氨基—亚氨基互变异构体的形成（见图 2-3）。生理条件下，这些碱基主要以氨基和酮式出现。当发生互变异构体时，碱基配对可能出错。如：正常情况下，DNA 分子中 C 是与 G 通过氢键配对结合的，但若 C 和 G 以亚氨基形式出现时，则会发生 A-C 配对或 G-T 配对。由此可见，互变异构体的存在是引起基因突变的一种原因，对基因功能有一定的影响。

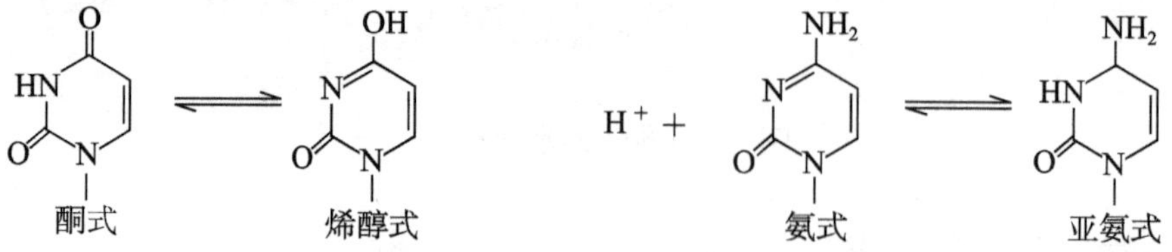

图 2-3　碱基的互变异构体

（二）戊糖

核酸中的戊糖有核糖（ribose）和脱氧核糖（deoxyribose）两种，分别存在于 RNA 和 DNA 中。为了与碱基原子编号相区别，通常将戊糖的碳原子编号都加上"′"。

（三）核苷

戊糖与嘧啶或嘌呤等碱基以糖苷键连接成的化合物称为核苷（ribonucleoside），一般是戊糖的 C-1′ 与嘧啶碱的 N-1 或嘌呤碱的 N-9 相连接。

（四）核苷酸

核苷中戊糖的羟基与磷酸以磷酸酯键连接而成的化合物称为核苷酸。生物体内的核苷酸大多数是核糖或脱氧核糖的 C-5′ 上羟基被磷酸酯化，形成 5′- 核苷酸。含有一个磷酸基团的核苷酸称为核苷一磷酸（nucleoside monophosphate, NMP）。NMP 的磷酸基团再进一步与磷酸通过磷酸酯键连接即生成核苷二磷酸（nucleoside diphosphate, NDP）。同样，NDP 又可以生成核苷三磷酸（nucleoside triphosphate, NTP）。如：核糖腺苷酸就有腺苷一磷酸（AMP）、腺苷二磷酸（ADP）和腺苷三磷酸（ATP）这三种形式。脱氧核苷酸的表示方法是在核苷酸的前面加小写字母"d"（deoxy，脱氧）即可，如：脱氧腺苷一磷酸用 dAMP 表示（见图 2-4）。

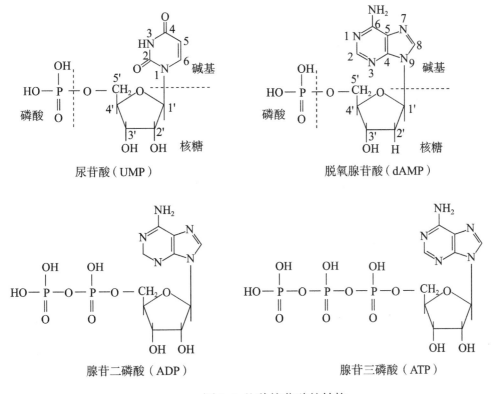

尿苷酸（UMP）　　　脱氧腺苷酸（dAMP）

腺苷二磷酸（ADP）　　　腺苷三磷酸（ATP）

图 2-4 几种核苷酸的结构

核苷酸是核酸的基本单位，核酸就是由许多单核苷酸聚合而形成的多聚核苷酸（polynucleotide）。

为了方便书写，人们常用缩写符号来表示碱基和核苷酸。现把构成 DNA 和 RNA 分子的主要碱基和核苷酸的缩写符号总结于表 2-1 中。

表 2-1　构成 DNA 和 RNA 分子的主要碱基和核苷酸的缩写符号

	DNA				RNA			
碱　基	A	T	C	G	A	U	C	G
核苷酸	dAMP	dTMP	dCMP	dGMP	AMP	UMP	CMP	GMP

第二节　核酸的一级结构

核酸的结构是其具有各种生物学功能的基础。为了更好地理解基因的功能，有必要先了解一下核酸的结构。从简单到复杂，核酸的结构可人为地划分为初级结构和高级结构。初级结构是基本的结构，又称为一级结构（primary structure）；高级结构还可再分为二级结构（secondary structure）和三级结构（tertiary structure）。

核酸的一级结构是指核酸分子中核苷酸的排列顺序。由于同类核酸分子中核苷酸之间的差异仅仅是碱基的不同，故核酸的一级结构又可称为碱基顺序（base sequence）。在核酸分子中，各种核苷酸是通过 3′, 5′- 磷酸二酯键相连接的，即：一个核苷酸的 3′- 羟基（—OH）与下一位核苷酸的 5′ 位磷酸（—P）之间形成 3′, 5′- 磷酸二酯键。因此，核酸分子是有方向性的，它有 2 个末端：一端含有游离的磷酸基称为 5′ 末端，另一端含有游离的 3′ 羟基称为 3′ 末端。在书写核酸序列时应当按 5′ 到 3′ 的方向，即 5′ 末端写在左边，3′ 末端写在右边。

一、DNA 的一级结构

（一）DNA 的一级结构的概念

DNA 的一级结构即指 DNA 分子中四种脱氧核苷酸（dAMP、dCMP、dGMP 和 dTMP，简写为 dNMP）的排列顺序。四种脱氧核苷酸之间通过 3′, 5′- 磷酸二酯键连接成为不分支的线性大分子，即多聚脱氧核苷酸链状化合物。

（二）DNA 的一级结构的表示方法

事实上，DNA 分子结构中除了两端的游离基团和碱基排列顺序不同外，其他的基团（如磷酸、脱氧核糖和磷酸二酯键）均相同。因此，DNA 的结构无需采用复杂的结构式表示，一般采用简写方式表示，即用英文字母代表碱基或相应的核苷酸。以下的例子即为文献中最常见的表示一段 DNA 一级结构的方法：

GCGGTAATGCA；
或者
5′- GCGGTAATGCA-3′

这些字母即表示这段 DNA 序列的 5′ 磷酸末端在左边，3′ 羟基末端在右边；由 3′, 5′- 磷酸二酯键把 11 个脱氧核苷酸按该顺序连接起来。人类基因组计划最初的目的就是要把人类 DNA 中的所有排列顺序（即一级结构）测定出来。

二、RNA 的一级结构

（一）RNA 的一级结构的概念

在一级结构形式上，RNA 与 DNA 基本相似，也是一种多聚核苷酸链状化合物。RNA 的一级结构是指 RNA 分子中四种核苷酸（AMP、CMP、GMP 和 UMP，简写为 NMP）的排列顺序。

与 DNA 相比，RNA 的一级结构有如下三个方面的不同：①组成 RNA 的戊糖是核糖而不是脱氧核糖；②在 RNA 分子的碱基中有尿嘧啶（U）而没有胸腺嘧啶（T）。③在 RNA 分子的碱基中有较多的稀有碱基。所谓稀有碱基（rare base）是指在核酸中除腺嘌呤（A）、胞嘧啶（C）、鸟嘌呤（G）、胸腺嘧啶（T）和尿嘧啶（U）以外的含量较少的碱基。这些碱基大多是在基本嘌呤碱或嘧啶碱的不同部位进行化学修饰而形成的衍生物。如：5,6-二氢尿嘧啶（5,6-dihydroxyuridine, DHU），假尿嘧啶（pseudouridine, Ψ），甲基化的嘌呤（mA, mG）和次黄嘌呤（inosine, I）等。

（二）RNA 的分类

根据基因表达的最终产物是否为蛋白质，可以把 RNA 分为两大类：编码 RNA（coding RNA）和非编码 RNA（noncoding RNA, ncRNA）。顾名思义，编码 RNA 是指能指导蛋白质合成的 RNA，即信使 RNA（messenger RNA, mRNA）；而 ncRNA 则是指不编码蛋白质的 RNA（见图 2-5）。

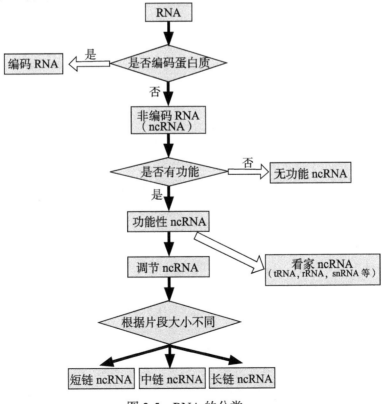

图 2-5　RNA 的分类

与 mRNA 相似，ncRNA 也是单链的 RNA。长期以来，这些 ncRNA 及其所对应的 DNA 被认为是垃圾或"暗物质"。随着人类基因组计划的完成，科学家们发现人类基因组中能编码蛋白质的 DNA 只占整个基因组序列的极少数，而 ncRNA 及其所对应的 DNA 的数量远远多于编码蛋白质的 mRNA 及其所对应的 DNA 的数量。现在研究发现，ncRNA 不仅不是垃圾，而且广泛参与生命现象的各个环节，包括生长、分化、发育、免疫等，甚至在肿瘤的形成中也具有重要的调控作用。

1. 根据功能不同区分 ncRNA

ncRNA 种类繁多，分类方法有多种。可根据其是否具有功能分成无功能 ncRNA 和功能性 ncRNA。功能性 ncRNA 又可以根据功能不同分为看家 ncRNA（house-keeping noncoding RNA）和调节 ncRNA（regulatory noncoding RNA）两大类。

（1）看家 ncRNA。这是组成性表达的 RNA，它们具有细胞存活至关重要的一系列功能。它们通常表达稳定，其表达水平受到体内外环境变化的影响不明显。看家 ncRNA 包括：转运 RNA（transfer RNA，tRNA）、核糖体 RNA（ribosomal RNA，rRNA）和核小 RNA（small nuclear RNA，snRNA）等。这类 ncRNA 大多数与蛋白质的合成过程有关，如：参与蛋白质生物合成的 ncRNA 有 tRNA 和 rRNA；与转录后加工有关的 RNA 有 snRNA 等。现在发现有 5 种 snRNA，其长度约为 100~215 个核苷酸（nucleotide，nt）。snRNA 一直存在于细胞核中，与 40 种左右的核内蛋白质共同组成 RNA 剪接体，在 RNA 转录后加工中起重要作用。另外，看家 ncRNA 还有端粒酶 RNA（telomerase RNA），它与染色体末端的复制有关，参与维持真核生物染色体的完整性。

（2）调节 ncRNA。调节 ncRNA 在细胞分化和器官发育的特定阶段或应对外界刺激时表达。它们在转录和（或）翻译水平等层次影响其他基因的表达。它们结构或功能的异常与疾病的关系非常密切。

（3）兼有看家功能和调控功能的 ncRNA。既有看家功能又有调控功能的 ncRNA 主要有核仁小 RNA（small nucleolar RNA，snoRNA）。snoRNA 是一类种类非常丰富的 ncRNA，主要参与 rRNA 及其他 RNA 的修饰、加工及成熟过程。snoRNA 就像理发师和美容师一样，参与 RNA 剪接和 RNA 修饰。

2. 根据长短不同区分非编码 RNA

根据链的长短不同，调节 ncRNA 可分为短链 ncRNA、中链 ncRNA 和长链 ncRNA。这些 ncRNA 又可进一步细分成若干个亚类（见表 2-2）。

（1）短链 ncRNA。短链 ncRNA 是指长度在 50nt 之内的 ncRNA，包括微 RNA（microRNA，miRNA）、Piwi 相互作用 RNA（Piwi-interaction RNA，piRNA）和转录起始 RNA（transcription initiation RNA，tiRNA）等。

1）miRNA。miRNA 是一类 19~24nt 的 ncRNA，是目前研究得最清楚的一类 ncRNA。miRNA 已经成为人们阐明一些重要疾病的发生机制和进行疾病诊断与治疗的新切入点。据估计，miRNA 调节超过 60% 的蛋白质编码基因的表达。它们的功能很广泛，包括调节细胞增殖、分化、凋亡和发育等过程。miRNA 在进化过程中呈现高度保守性，保守片段只有 1~2 个碱基的差别。由单一前体 miRNA 加工而来的成熟 miRNA 具有基因簇集现象。miRNA 的表达呈现时间特异性和空间特异性。

2）piRNA。piRNA 的长度大约是 26~31nt，比 miRNA 稍长。它们最初在哺乳动物的睾丸中被发现，并且可以与 Piwi 蛋白结合形成 piRNA 复合物，然后发挥作用。目前

表 2-2　非编码 RNA 的分类

名称	大小（nt）	分布	人类中的数量	主要功能
短链 ncRNA				
miRNA	19~24	广泛	>1424	靶向调控 mRNA 和其他分子
piRNA	26~31	成簇，基因内	23439	抑制转座、DNA 甲基化
tiRNA	17~18	TSS 的下游	>5 000	调控转录
中链 ncRNA				
snoRNA	60~300	基因内	>300	rRNA 修饰
PASR	22~200	蛋白质编码基因的 5′ 区	>10000	不详
TSSa-RNA	20~90	TSS 的−250 至 +50 bp 之间	>10000	维持转录
PROMPT	<200	TSS 的−205 bp 至−5 kb 之间	不详	激活转录
长链 ncRNA				
lincRNA	>200	广泛	>1000	DNA 支架—染色质复合物
T-UCR	>200	广泛	>350	调控 miRNA 和 mRNA 水平
其他 lncRNA	>200	广泛	>3000	X 染色体失活、端粒调节、基因印迹等

注：在分布档中"−"和"＋"分别表示转录起始点（transcription start site，TSS）上游和下游碱基对的位置。lincRNA：长链基因间非编码 RNA（long intergenic noncoding RNA）；lncRNA：长链非编码RNA（long noncoding RNA）；miRNA：微 RNA（microRNA）；piRNA：Piwi 相互作用 RNA（Piwi-interacting RNA）；PASR：启动子相关小 RNA（ promoter-associated small RNA）；PROMPT：启动子上游转录本（ promoter upstream transcript）；snoRNA：核仁小 RNA（small nucleolar RNA）；tiRNA：转录起始 RNA（ transcription initiation RNA）；TSSa-RNA：转录起始点相关RNA（ TSS-associated RNA）；T-UCR：转录超保守区（ transcribed ultraconserved region）

已发现的 piRNA 主要存在于基因间隔区，而很少存在于基因区和重复序列区。piRNA与 miRNA 的主要区别在于：第一，形成过程中不依赖 Dicer 酶；第二，通过结合 Ago 蛋白的 Piwi 亚族发挥作用。这一特点也是它被命名的依据。其他物种中的 Piwi 同源蛋白则根据其物种名称的首字母来依次命名，如人类的 Piwi 同源蛋白为 Hiwi。piRNA 在生殖干细胞分化、胚胎发育、维持 DNA 的完整性和表观遗传学调控等方面具有十分重要的生物学作用。

（2）中链 ncRNA。中链 ncRNA 的长度一般为 50~200nt，主要包括 snoRNA、PASR、TSSa-RNA 和 PROMPT。在这些 ncRNA 中研究得最多的是 snoRNA。

snoRNA 是真核细胞核仁中的小分子非编码 RNA，链长为 60~300nt。它们的主要功能是参与细胞质中 rRNA 和其他 RNA 转录后的加工过程，如假尿苷化和 2′- 甲基化等。

根据结构元件的不同，人们常把 snoRNA 分为三大类：C/D box snoRNA、H/ACA box snoRNA 和 MRP RNA。MRP RNA 是极为特殊的 snoRNA，在数量和功能上都异于其他两类 snoRNA，它们参与 5.8S rRNA 的加工和线粒体 DNA 的复制。细胞中主要的 snoRNA是 C/D box snoRNA 和 H/ACA box snoRNA（见图 2-6）。

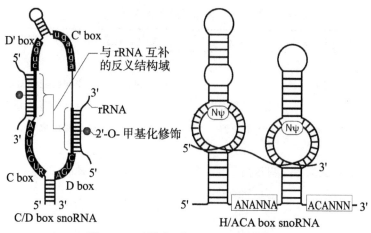

图 2-6   两类主要 snoRNA 的结构

C/D box snoRNA 包含两个短的特征性序列元件，即位于 5' 末端的 C box（RUGAUGA，R 代表嘌呤核苷酸）和 3' 末端的 D box（CUGA）。大部分 C/D box snoRNA 分子的中部还具有类似于 C box 和 D box 的结构，分别被称为 C' box 和 D' box。C/D box snoRNA 通过碱基互补作用行使功能，即：参与 rRNA 特定位点的 2'-O- 甲基化修饰。

H/ACA box snoRNA 具有保守的 "发夹—铰链—发夹—尾（hairpin-hinge-hairpin-tail）" 的二级结构。H box（ANANNA，N 代表任一核苷酸）位于单链形式的铰链区，而 ACA box 则一般位于 3' 末端上游 3 个核苷酸处。H box 和 ACA box 不仅是 snoRNA 正确行使功能的必需结构，而且与 snoRNA 的稳定性密切相关。H/ACA box snoRNA 的主要功能是参与 rRNA 的假尿嘧啶化修饰。

经 snoRNA 加工成熟的 rRNA 先在核仁中与核糖体蛋白结合，再经过复杂的进一步成熟过程和转运过程出核，最终在细胞质中形成功能成熟的核糖体。核糖体是蛋白质合成的场所，几乎控制着细胞内所有蛋白质的合成。

主要的 snoRNA 均需与特定蛋白质结合形成核仁小核糖核蛋白复合体（small nucleolar ribonucleoprotein complexes，snoRNP）后才能发挥作用。

（3）长链 ncRNA。长链非编码 RNA 一般是指大于 200nt 的 ncRNA。这一类 ncRNA 在人类基因组中分布非常广泛，也是最近几年才发现并被重视的 ncRNA，其中最先发现的 lncRNA 为长链基因间非编码 RNA。

lncRNA 可分为正义（sense）、反义（antisense）、双向（bidirectional）、基因内（intronic）、基因间（intergenic）等五种类型（见图 2-7）。

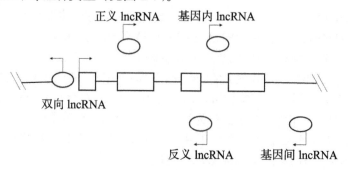

图 2-7   lncRNA 的主要类型

（三）mRNA 的一级结构

研究发现，人体 mRNA 在两个末端均具有特殊结构。

1. 5′ 末端的帽子

帽子（cap）是指 mRNA 转录后在 5′ 末端加上一个 7- 甲基鸟苷，同时第一个核苷酸的 C-2′ 甲基化，形成 m7GpppNm 的特殊结构。帽子结构具有重要功能，它具有增加 mRNA 的稳定性，在翻译过程中促进 mRNA 与小亚基结合等作用。

2. 3′ 末端尾巴

尾巴是指 mRNA 3′ 末端的 20~200 个左右的多聚腺苷酸（polyA）。它和帽子结构一样也是在转录后加工形成的。polyA 的功能是增加 mRNA 的稳定性、有助于 mRNA 从核内转移到核外。

各种 mRNA 的长短有较大的差别，这也说明其表达产物——蛋白质的相对分子质量有较大差别。在所有 RNA 中 mRNA 的半寿期（half life，含量保留一半的时间）最短。

（四）tRNA 的一级结构

人体 tRNA 具有以下三个特点。

（1）相对分子质量比较小。tRNA 只由 70~90 个 nt 组成。

（2）有较多稀有碱基。这是 tRNA 在组成上的最大特点。稀有碱基约占总碱基的 10%~20%。

（3）3′ 末端有 CCA—OH 结构。这一结构与其主要功能——携带氨基酸有密切关系。这从一个侧面说明了结构是功能的基础。

（五）rRNA 的一级结构

rRNA 是细胞内含量最多的 RNA，占 RNA 总量的 80% 以上。根据其相对分子质量的不同，人体的 rRNA 可分为 5S、5.8S、18S 和 28S 四种类型。此处，S 是指沉降系数（sedimentation coefficient）。它是大分子物质在超速离心沉降中的一个物理学单位，可间接反映物质的相对分子质量的大小。应用超速离心法测定物质（蛋白质和核酸）的相对分子质量时，S 与相对分子质量呈正比关系。特别是物质的相对分子质量较大时，用 S 表示较方便。

第三节　核酸的高级结构

核酸的高级结构又可称为核酸的空间结构（spatial structure）。核酸在一级结构的基础上通过分子之间的相互作用而形成具有空间构象的生物大分子，体现其作为遗传物质的各种功能。

一、DNA 的二级结构——双螺旋结构模型

Watson 和 Crick 在前人研究的基础上，于 1953 年 4 月 25 日在著名的 *Nature* 杂志上发表了题为《核酸的分子结构》的论文，提出了著名的 DNA 分子的双螺旋结构模型（double helix model）。这一模型揭示了遗传信息是如何储存在 DNA 分子中的，以及遗传性状何以在世代间得以保持的分子基础。

（一）对双螺旋结构模型的提出有重大影响的实验

在 Watson 和 Crick 提出 DNA 双螺旋结构模型之前，核酸研究已取得了许多进展，也有人提出了多种 DNA 的结构模型，这些观点对双螺旋结构模型的提出均有一定的影响。其中对双螺旋结构模型的提出有重大和直接影响的实验结果主要有：Chargaff 规则和 DNA 的 X 射线衍射结果。

1. 夏格夫法规

20 世纪 50 年代初，夏格夫（E. Chargaff）应用紫外分光光度法和纸层析等技术，对多种生物本 DNA 作了系统的碱基定量分析，发现了 DNA 碱基组成的规律性，即夏格夫法规（Chargaff's rules）。其主要内容有：

（1）碱基含量。几乎所有生物 DNA 的腺嘌呤摩尔含量与胸腺嘧啶摩尔含量相同（[A]=[T]），鸟嘌呤摩尔含量与胞嘧啶摩尔含量相同（[G]=[C]），总的嘌呤摩尔含量与总的嘧啶摩尔含量相同（[A+G]=[C]+[T]）。

（2）碱基组成。同一生物的不同器官和不同组织的 DNA 碱基组成相同。

（3）碱基稳定。一种生物的 DNA 碱基组成不随生物体的年龄、营养状态或者环境变化而改变。

（4）碱基比值。不同生物的 DNA 碱基组成不同，即（A+T）/（G+C）的比值不同。

上述（1）说明了碱基成对出现，（2）和（3）说明生物体内 DNA 是稳定的，而（4）说明不同生物遗传性状的不同与其 DNA 的不同有密切关系。

2. DNA 的 X 射线衍射结果

1950 年 M. Wilkins 以 DNA 纤维作为材料，获得了 A 型 DNA 衍射图。1951 年 R. Franklin 解决 DNA 的水合过程，获得了比较清晰的 B 型 DNA 衍射图。这些衍射图显示 DNA 是双链分子的螺旋体。

（二）DNA 双螺旋结构模型的主要内容

（1）DNA 分子由方向相反的两条链组成。DNA 分子两条链的走向一条从 5′ 到 3′，另一条从 3′ 到 5′。两条 DNA 链围绕一个假想的中心轴形成右手螺旋的结构，双螺旋的螺距为 3.4nm，直径为 2.0nm（见图 2-8）。

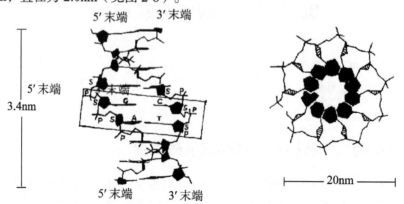

图 2-8　DNA 的双螺旋结构模式

（2）链的骨架由脱氧核糖基和磷酸基构成，位于双螺旋的外侧。

（3）碱基位于双螺旋的内侧。DNA 两股链中的嘌呤和嘧啶碱基以其疏水的、近于平面的环形结构彼此密切相近，平面与双螺旋的长轴相垂直。

（4）在同一平面上，一股链中的嘌呤碱基与另一股链中的嘧啶碱基之间以氢键相连。DNA 两条链之间的结合遵循碱基配对规律（base pairing rules），即：A 与 T 之间配对并形成 2 个氢键，G 与 C 之间配对并形成 3 个氢键（见图 2-9）。碱基对层间的距离为 0.34nm。

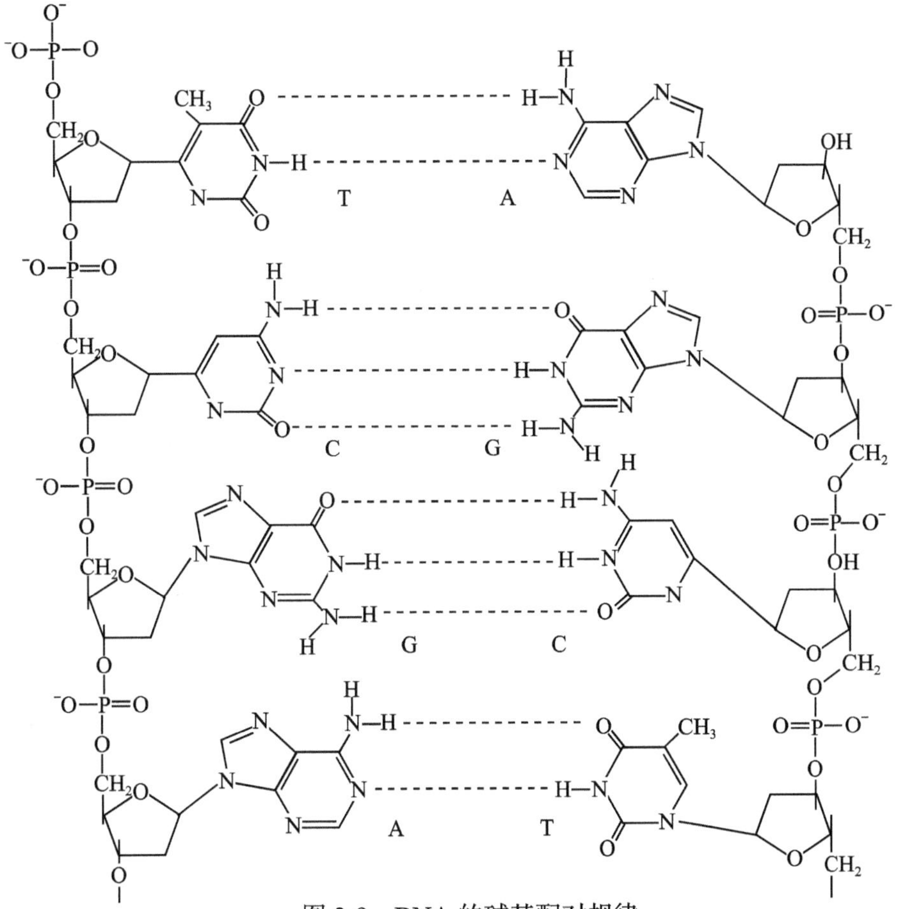

图 2-9 DNA 的碱基配对规律

（5）空间上形成两个沟。DNA 两条链之间在空间上形成一条大沟（major groove）和一条小沟（minor groove）。每一螺旋周有 10 个碱基对。

（6）维系 DNA 双螺旋稳定的力量来自两个方面。DNA 的稳定依赖横向配对碱基对之间的氢键和纵向的碱基对层间的堆积力（base stacking force）。

（三）DNA 双螺旋模型的意义

1. 说明了 DNA 的结构与功能的关系

DNA 双螺旋模型很好地解释了 DNA 的 X- 射线衍射图，这种结构是生理状态下最稳定的结构，也与 DNA 作为复制和转录的模板有密切关系。因为 DNA 双链是通过碱基配对原则结合的，所以一条链可以决定另一互补链的碱基序列。提出 DNA 双螺旋结构的最深刻意义在于：确立了核酸作为遗传信息分子的结构基础，从而最终确定了核酸是遗传的物质基础，为认识核酸与蛋白质的关系及其在生命活动中的作用打下了最重要的基础。

2．带动了分子生物学的迅速兴起，引发了生命科学的深刻革命

DNA 双螺旋模型的提出促进了以 DNA 重组技术为核心的生物工程的发展，使人们有可能按照自己的意愿设计和改造基因，甚至改造一些生物品种，以深入了解基因的结构和功能，对遗传学、医学、生物学等学科的发展均有重大的推动作用。

3．在哲学和方法论上具有重大意义

以 DNA 双螺旋模型的提出为标志的现代分子生物学的发展，推动了人们对生命本质、遗传与变异及偶然与必然的讨论，展开了唯物论与唯心论、辩证法与形而上学的斗争，从而推动了辩证唯物主义的深入发展。DNA 双螺旋模型的建立，推动了在分子水平上对生命本质的研究，从而为揭示生命与非生命、低等生物与高等生物的区别与联系提供了基础，促进了物理、化学、生物等各学科的密切协作，同时产生了许多新理论、新技术和新方法，促进了科学的发展和社会的进步。

（四）DNA 的其他双螺旋形式

上述 Watson 和 Crick 提出的 DNA 双螺旋模型属于 B 型双螺旋，它是以在生理盐溶液中提取的 DNA 纤维在 92% 相对湿度下进行 X-射线衍射图为依据推测出来的，这是 DNA 分子在水性环境和生理条件下最稳定的结构。进一步研究发现，这种结构不是 DNA 双螺旋的唯一形式。在相对湿度为 75%，以钾或铯做反离子时，DNA 分子的 X-射线衍射图呈现的是另一种被称为 A 构象的 DNA 结构。A-DNA 结构中，每螺旋周含 11 个碱基对，大沟较窄、较深，小沟较宽、较浅。

1978 年，A. Rich 等在研究人工合成的寡六聚体（CGCGCG）单晶体的 X-射线衍射图谱时发现，这种六聚体的构象是左手双螺旋。这种螺旋的螺距是 4.5nm 左右，直径为 1.8nm，每个螺旋周含 12 个碱基对。最为特别的是分子长链中磷原子不是平滑延伸而是锯齿形排列的，呈"Z"字形，因而被称为Z-DNA（zigzag DNA）。这种构象的重复单位是二核苷酸，只有一个狭而深的螺旋沟（见图 2-10）。

除 A-DNA、B-DNA 和 Z-DNA 外，还存在 B′-DNA、C-DNA、D-DNA 等多种形式。进一步的研究发现，碱基组成影响 DNA 双螺旋的形式，如：A-T 含量多的 DNA 片段常呈 B-DNA，单链上出现嘌呤与嘧啶交替排列易形成 Z-DNA。

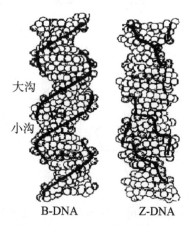

大沟

小沟

B-DNA　　　Z-DNA

图 2-10　B-DNA 和 Z-DNA 的结构

二、DNA 的三级结构

（一）DNA 超螺旋

DNA 分子在双螺旋的基础上进一步扭曲盘绕则形成三级结构（tertiary structure），其中超螺旋（supercoil）是 DNA 三级结构的主要形式。DNA 的超螺旋按其螺旋的方向不同

可分为正超螺旋和负超螺旋两种。通常 DNA 分子的盘绕是适度的。若盘绕过分，则称为正超螺旋（positive supercoil）；盘绕不足则称为负超螺旋（negative supercoil）。正超螺旋的方向与 DNA 双螺旋的方向相同，为右手螺旋。负超螺旋的方向与 DNA 双螺旋的方向相反，为左手螺旋。负超螺旋是人体中最常见的 DNA 超螺旋形式，由于这种形式容易解开双螺旋，所以有利于 DNA 的复制和转录。DNA 各种超螺旋的相互转化是由 DNA 拓扑异构酶作用形成的。

（二）染色质

人体的 DNA 与蛋白质结合在一起以非常致密的形式存在于细胞核内，这种结合物在有丝分裂期形成染色体（chromosome）；在细胞周期的其他时期（DNA 合成前期、DNA 合成期和 DNA 合成后期）以染色质（chromatin）的形式存在。染色质是一种纤维状结构。

（三）核小体

染色体是由最基本单位核小体（nucleosome）成串排列而成的。在化学组成上，染色体包括核酸和蛋白质两种成分，其中 DNA 占 27%，RNA 占 6%，蛋白质（组蛋白和非组蛋白）占 66%。

组蛋白（histone）是一种碱性蛋白质，富含碱性氨基酸、赖氨酸和精氨酸。它可以分成五种类型：H1、H2A、H2B、H3 和 H4。核小体由核心颗粒（core particle）和连接区（linker section）这两部分组成，在电镜下可见其呈念珠状。核心颗粒的核心由各两分子的组蛋白 H2A、H2B、H3 和 H4 构成的组蛋白八聚体组成，其外周缠绕 146 碱基对（base pairs，bp）的双螺旋 DNA。连接区包括约 60bp 的 DNA 和组蛋白 H1。

核小体是 DNA 紧密压缩的第一步，然后核小体进一步折叠成每圈六个核小体、直径 30nm 的纤维状结构。纤维状结构再扭曲成襻状结构，许多襻状结构环绕形成棒状的染色体，最终将近 1m 长的

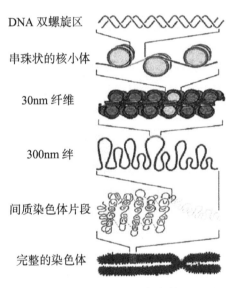

图 2-11 从 DNA 到染色体的图示

人 DNA 压缩将近 1 万倍（见图 2-11）。因此，在仅仅 6~7μm 的人细胞核中可容纳具有约 4cm 长的染色体。

三、RNA 的二级结构

人体 DNA 是由方向相反的两条链组成的，而绝大多数天然 RNA 则只有一条链组成。然而，RNA 链内碱基也可配对形成局部二级结构。以下主要介绍 mRNA、tRNA 和 rRNA 等三种常见 RNA 的二级结构，而有关其他 ncRNA 的二级结构可参考其他专著。

（一）mRNA 的二级结构

mRNA 种类繁多，除有些区段可以形成局部双螺旋以外，在二级结构上没有共同的

规律。

（二）tRNA 的二级结构

tRNA 分子的核苷酸通过碱基配对可以形成多处局部双螺旋结构，而未成双螺旋的区带构成环。一般把由局部双螺旋和环相连形成的结构称为茎—环样结构（stem-loop）或发夹结构（hairpin）。

人体中的 tRNA 具有三叶草形（cloverleaf pattern）二级结构（见图 2-12（a））。在三叶草形结构中，有 3 个环、4 个臂和 1 个附加叉。从 5′ 末端起的第一个环因含有二氢尿嘧啶（DHU）而称为 DHU 环；第二个环为反密码环，其中间的三个核苷酸可以与 mRNA 中的密码子形成碱基互补，故称为反密码子（anticodon）；第三个环因含胸腺核苷（T）和假尿苷（ψ）而称为 Tψ 环。与这三个环相连的双螺旋结构分别称为对应的三个臂（DHU 臂、反密码臂和 Tψ 臂），另有一个臂因通过 CCA—OH 与氨基酸相连而称为氨基酸臂。在反密码环与 Tψ 环之间，有一个被称为附加叉的结构，其核苷酸数目因不同的 tRNA 而异，所以又可称为可变叉。

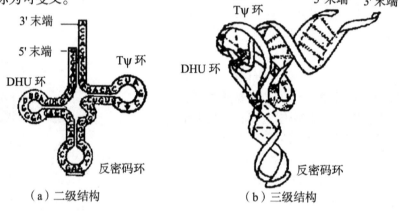

（a）二级结构　　　（b）三级结构

图 2-12　tRNA 的结构

（三）rRNA 的二级结构

人的 rRNA 也具有二级结构，其中 18S rRNA 呈花状，即由许多个茎环结构组成。

四、RNA 的三级结构

在 RNA 的三级结构中研究得最清楚的是 tRNA 的三级结构。它们具有共同的倒 L 形（见图 2-12（b））：氨基酸臂位于一端，反密码环位于另一端，DHU 环和 Tψ 环相互靠近。这种三级结构的维系主要是依赖核苷酸之间形成的各种氢键。

第四节　核酸的理化性质

一、核酸的基本理化性质

（一）高分子性质

核酸是生物大分子，即核酸是以几种核苷酸为基本结构单位并按一定的顺序通过磷酸二酯键连接所形成的多聚体。因此，核酸具有高分子物质的性质，黏度极大，特别是DNA的黏度非常大。DNA和RNA是线性分子，所以很容易在机械力的作用下断裂。

（二）酸性

核酸的分子构成中有许多磷酸基团，因而具有较强的酸性。因此，在做核酸实验时要注意它这种具有酸性的特性。如：用电泳方法分离和分析核酸时，为了使核酸分子带负电荷，就要选用碱性缓冲液作为电极缓冲液，而此时样品点样在负极端。

（三）紫外吸收特性

由于核酸分子中的碱基具有共轭双键，所以DNA和RNA溶液具有260nm紫外吸收峰。这是核酸区别于其他物质的特征之一，常用于核酸的定性和定量分析。

二、核酸变性

（一）核酸变性的概念

在某些物理和化学因素的作用下，核酸分子互补碱基对之间的氢键断裂，使DNA双螺旋或RNA的局部双螺旋结构松散，变成单链的现象叫核酸的变性（denaturalization）。

（二）核酸变性的本质

核酸变性的本质是高级结构的破坏，但不涉及其一级结构的改变。因此，凡是能破坏双螺旋稳定性的因素均可引起核酸变性。

（三）引起核酸变性的因素

引起核酸变性的因素主要有物理因素和化学因素。其中物理因素有加热；化学因素有碱性试剂（如NaOH）、有机试剂（甲醇、乙醇、尿素及甲酰胺）等。

（四）核酸变性后性质的改变

核酸变性后物理性质、化学性质及生物学性质均会改变。

1. 黏度下降

核酸是生物大分子，黏度较高。变性后由于由紧密的刚性双螺旋结构或局部双螺旋结构变成柔软而松散的单链线性结构，其黏度明显下降。

2. 旋光性改变

DNA 变性后，分子的对称性及分子局部的构象改变，使溶液的旋光性发生变化。

3. 增色效应

增色效应（hyperchromic effect）是指变性后核酸溶液在 260nm 处紫外吸收作用增强的效应。这种增色效应以 DNA 分子最明显。在 DNA 双螺旋结构中碱基深藏在分子的内部，变性后 DNA 双螺旋解开、碱基外露，有利其吸收紫外光，故产生增色效应。

如果从一定温度开始连续加热 DNA 溶液，DNA就会逐渐变性，当温度升高到一定值时，DNA 溶液在260nm 处的吸光度突然明显上升至最高值，随后即使温度继续升高，吸光度也不再发生明显变化。若以温度对DNA 溶液的紫外吸光度（OD_{260}）作图，便可得到一条S 形的 DNA 变性曲线，这种曲线称为解链曲线（见图2-13）。

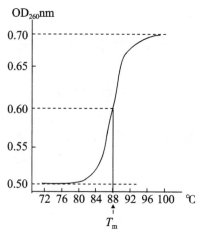

图 2-13　核酸的解链曲线

从曲线中可以看出，DNA 由开始变性到彻底变性是在一个很窄的温度范围内完成的。通常在将核酸加热使其变性的过程中，紫外光吸收值达到最大值的 50% 时的温度称为核酸的解链温度。由于这一现象与结晶的融解过程相类似，故解链温度又称融解温度（melting temperature，T_m）。

在 T_m 时，核酸分子内 50% 的双螺旋结构被解开成单链。核酸分子的 T_m 值与其碱基组成有密切联系。由于核酸分子中 G 与 C 间有 3 个氢键，所以 T_m 值与 G + C 比例成正相关。可以用以下经验公式算出 DNA 的 T_m 值：

$$T_m = 69.3 + 0.41(\%G+C)$$

小于 20bp 的寡核苷酸的 T_m 的计算公式为：

$$T_m = 4(G+C) + 2(A+T)$$

三、核酸复性

（一）核酸复性的概念

核酸复性（renaturation）是指变性的核酸在适当条件下，两条互补链全部或部分重新恢复到天然双螺旋结构的现象。从变性和复性的定义可知，复性是变性的逆过程。加热引起变性的核酸一般经缓慢冷却后即可复性，此复性过程又称为退火（annealing）。

（二）影响核酸复性的因素

DNA 的复性受到多种因素的影响，其中主要的影响因素有以下四个。

1. 温度

一般认为，复性的最佳温度比 Tm 低 25℃ 左右，若偏离这一温度太远，复性效果就不好。在做核酸杂交和基因扩增，即聚合酶链反应（polymerase chain reaction，PCR）实验时，就要考虑复性的温度。

2. 速度

DNA 复性时温度下降要缓慢，这样复性才全面；若加热后迅速冷却至 4℃ 以下，复性几乎不可能发生。根据这一特点，做核酸实验时经常以此方式使 DNA 保持变性的单链状态，这样有利于与具有互补序列的片段杂交。

3. DNA 浓度

DNA 的浓度越高，溶液中 DNA 分子数就越多，DNA 分子间相互碰撞结合的机会也越大，复性也就更容易进行。

4. 一级结构的复杂程度

组成比较单一的 DNA 分子，如由多聚 G 和多聚 C 组成的单链复性时，互补碱基的配对较易且快；而组成较复杂的序列复性时，则困难得多。

四、分子杂交

不同来源的核酸变性后合并在一起，若这些核酸分子的核苷酸序列含有可以形成碱基配对的片段，它们就可结合成双链，这种现象叫做分子杂交（hybridization）。

杂交可以发生在 DNA 与 DNA 之间、RNA 与 RNA 之间，以及 DNA 与 RNA 之间。核酸分子杂交技术是目前研究核酸结构和功能的常用手段之一。核酸分子杂交是许多分子生物学技术的基础，在生物学和医学的研究，以及临床诊断中得到了日益广泛的应用。利用核酸杂交可以对基因进行定位，研究不同核酸分子间的同源性（homogeneity），检测样品中是否存在某一序列，等等。

将一小段的核酸（即寡聚核苷酸）用同位素、生物素、地高辛或荧光染料标记在它的末端或全链上，这种形式的核酸称为探针（probe）。

把待测核酸变性并吸附在一种特殊的滤膜上，例如硝酸纤维素膜或尼龙膜，然后共同培育滤膜与探针一段时间，使其发生杂交。探针的序列如果与被研究的核酸序列互补，就可以结合到相应的位置，经过放射自显影或化学显色方法就可以知道两者间是否有同源性（见图 2-14）。

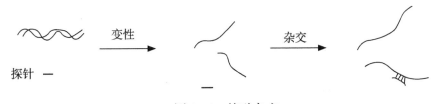

图 2-14　核酸杂交

第五节　基因和基因组的概念与特点

一、基因的基本概念

基因（gene）是遗传信息的基本单位，可以编码蛋白质或 RNA 等具有特定功能的产物，是染色体或基因组的一段 DNA 序列（对以 RNA 作为遗传信息载体的 RNA 病毒而言则是 RNA 序列）。基因包括编码序列（外显子）、编码区前后对于基因表达具有调控功能的序列和单个编码序列间的间隔序列（内含子）。基因经过复制可以把遗传信息遗传给子代，经过转录和翻译可以指导生命活动所需的各种蛋白质的合成。人体基因大约有 2 万 ~3 万。

基因的概念随着遗传学、分子生物学、生物化学的发展而不断完善。从遗传学的角度而言，基因是生物的遗传物质，是遗传的基本单位；从分子生物学的角度而言，基因是携带遗传信息的 DNA 分子或 RNA 分子片段。

二、基因的一般特性

基因主要有以下三个基本特性。

（一）复制特性

DNA 通过以其自身为模板合成两个分子完全相同的 DNA 分子，这样就能保证亲代的遗传信息稳定地遗传到子代中去。RNA 也可通过复制（以 RNA 为模板合成 RNA）或逆转录（以 RNA 为模板合成 DNA）过程把遗传信息一代一代传下去。

（二）决定表现型

基因通过转录和翻译等过程把基因中的碱基排列顺序转变为蛋白质中氨基酸的排列顺序，这就决定了各种蛋白质的功能，并使其表现出种种性状（表现型）。

（三）突变特性

突变（mutation）是指基因分子中一个或几个核苷酸的异常变化。突变是生物进化、细胞分化的分子基础，是一种自然现象。但是，有些突变也可引起人类的多种疾病。

三、基因的分类

基因按其功能可分为结构基因、调控基因和 RNA 基因三类。

（一）结构基因

结构基因（structural gene）是指能转录成 mRNA 并通过 mRNA 指导蛋白质或多肽链

合成的基因。1941 年 G. W. Beadle 和 E. L. Tatum 提出的"一个基因一个酶"的假说中所指的基因就是结构基因。人体内形形色色的蛋白质是结构基因表达的产物。

（二）调控基因

可调节和控制结构基因表达的基因叫调控基因（regulator and control gene）。人体的调控基因是各种被称为顺式作用元件（cis-acting element）的 DNA 序列，主要有启动子（promoter）、增强子（enhancer）和沉默子（silencer）。

（三）RNA 基因

这是指只转录而不翻译的基因，如：指导 rRNA 合成的 DNA 序列——rRNA 基因（rDNA），指导 tRNA 合成的 DNA 序列——tRNA 基因（tDNA），等等。这类基因中有些基因具有高度重复序列。

四、基因组的概念与特点

基因组（genome）是一个生物体内的全部遗传信息。绝大多数生物的基因组由双链 DNA 组成，只有某些病毒的基因组是由双链或单链 RNA 组成的（这类病毒属于 RNA 病毒）。人的基因组由染色体和线粒体 DNA 组成。

人类基因组的结构比较复杂，具有以下四个特点。

（一）结构庞大

人类基因组结构庞大（见图 2-15）。

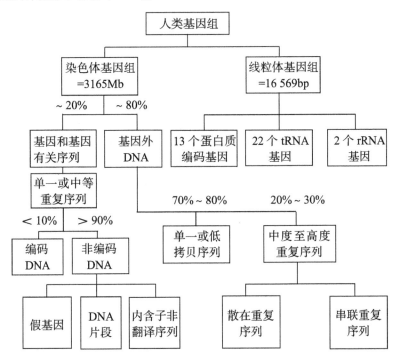

图 2-15　人类基因组的组成

具体体现在以下几个方面。

（1）一级结构复杂。人类染色体基因组 DNA 由 31.647 亿碱基对组成。全部基因组中，大约有 2 万~3 万个基因，染色体基因仅占全部基因组的 6%~10% 左右，另有 5%~10% 的重复基因（如：rDNA 和 tDNA 等），其余 80%~90% 为调控序列、功能不详序列或无功能的序列。

（2）与蛋白质结合。在高级结构方面，人体的主要遗传物质与组蛋白等构成染色质，被包裹在核膜内，而且人体的染色体是二倍体。

（3）有核外遗传成分。人类有存在于线粒体中的环状线粒体 DNA（mitochondrial DNA, mtDNA）。人类线粒体 DNA 的长度为 16 569bp，含有 37 个基因，其中，13 个基因编码 ATP 合成有关的酶和蛋白质，22 个为 tRNA 基因，2 个为 rRNA 基因。mtDNA 具有自我复制和转录及为蛋白质编码的功能，其结构比较简单，也没有组蛋白质包裹。

（二）具有较多重复序列

人体基因组中有许多以一定核心序列串联起来的重复序列。根据重复序列在基因组中出现的次数，可将 DNA 分为高度重复序列、中度重复序列和单拷贝序列。

（1）高度重复序列。这类序列的核心序列有 10~300bp，可重复 10^6 次，占基因组的 10%~60%。

（2）中度重复序列。这类序列的核心序列有 100~500bp，可重复 10^3~10^4 次，占 10%~40%。

（3）单拷贝序列。在整个基因组中只出现一次或很少的几次，一般为蛋白质编码的基因。

重复序列对 DNA 复制、RNA 转录调控等具有一定的作用。个体间 DNA 具有多态性（polymorphism）的主要原因之一就是因为有重复序列的存在。分析人类 DNA 多态性在医学、法医学、遗传学、人类学等领域具有应用价值。

（三）属于单顺反子

顺反子（cistron），也叫作用子，是基因的一个旧名称，是遗传物质的最小单位。一个完整的顺反子即多肽链的氨基酸顺序的正确编排，是传递遗传信息的前提。有一种观点认为，基因与顺反子为同一物，是一个最小的遗传功能单位；也有人认为，顺反子是比基因更小的功能单位，一个基因包含几个遗传的功能单位，即顺反子。

人类一个结构基因转录后生成一个 mRNA，经翻译只生成一条多肽链（或蛋白质），称之为单顺反子（monocistron）。原核生物（如细菌）的一个 mRNA，经翻译往往生成多条多肽链或蛋白质，称之为多顺反子（polycistron）。人的各种基因，大小差别很大，如：血红蛋白基因仅约 1700bp；而假肥大型营养不良症（duchenne muscular dystrophy, DMD）基因全长 2300 千碱基对（kilobase, kb），是迄今为止所发现的最长的人类基因。

（四）存在基因断裂现象

由于人的结构基因与其他真核生物的结构基因一样，由若干个编码区和非编码区间隔而又连续镶嵌而成，并为一个由连续氨基酸组成的完整蛋白质编码，所以这种结构基因称为断裂基因（split gene）。

断裂基因中的编码序列称为外显子（exon），而非编码序列称为内含子（intron）。在基因表达过程中，外显子和内含子均转录，但转录形成的初始产物 hnRNA 要经过切除内含子、拼接外显子等步骤才能生成成熟的有功能的 mRNA。基因的断裂现象也是人及其他真核生物区别于原核生物的重要特征之一。

（郭俊明）

第三章 基因的功能

生命的基本特征是具有物质的、能量的和信息的变化。生物体内物质和能量的变化称为新陈代谢（metabolism）。生命信息的变化包括两方面的内容：①遗传信息的贮存与传递。遗传学家经过长期的研究证明遗传信息的载体是 DNA（或 RNA），遗传信息存在于 DNA（或 RNA）的核苷酸排列序列中。基因就是 DNA 或 RNA 分子中的某一功能片段，经过复制可以把遗传信息在同种生物中贮存下来，并由亲代传递给子代，保证同种生物相对稳定地一代一代繁殖下去。②遗传信息的表达。生物个体内遗传信息决定它的性状和特征。转录和翻译可以保证支持各种生命活动所需的形形色色的蛋白质在细胞内有序地合成。因此，基因（DNA 或 RNA）既是生命遗传繁殖的物质基础，又是个体生命活动的基础。人体遗传信息传递的基本方向是从 DNA 到 RNA，再到蛋白质。

第一节 生命的遗传物质

生命（包括人类）的遗传物质是什么呢？人们为了正确回答这个问题经历了漫长的过程。首先，人们推测在生命出现之前，地球上有可能有水、二氧化碳、甲烷、氨等简单化合物。于是，一些科学家试图模仿地球在远古时代所具有的化学条件来认识生命的本质。他们把这些简单的物质放入一个烧瓶中，并提供原始时代闪电时常见的紫外线或电火花。数周后，从瓶中发现了蛋白质的基本组成单位——氨基酸。于是人们便认为蛋白质是生命的遗传物质。但后来，人们在实验室里模拟生命存在之前地球的化学条件时，获得了组成核酸的碱基。随着人们对生命现象认识的不断深入和发展，特别是 1953 年 Watson 和 Crick 提出 DNA 双螺旋结构模型，为揭示生命的遗传物质和遗传信息的传递规律奠定了基础。

现代科学认为生物体的遗传物质是核酸。绝大多数生物包括人类的遗传物质是 DNA，少数简单生物的遗传物质是 RNA。

"生命是蛋白体的存在方式。"现代科学认为"蛋白体"应包括核酸和蛋白质。所以，可以这样理解，生命是核酸和蛋白质的存在方式，生命离不开核酸和蛋白质这两种主要的生物大分子。核酸和蛋白质各有其结构特征，分别发挥不同的生理功能。核酸具有传递遗传信息等功能，而蛋白质几乎与一切生理过程有关。两者相互配合，实现人体的生长、发育、繁殖、遗传、代谢、运动等种种丰富多彩的生命过程。

第二节　DNA 的功能

DNA 分子上的各个功能片段，以碱基排列顺序的方式，储存着生物体内所有的遗传信息。DNA 的主要功能是作为复制和转录的模板。

（一）DNA 的复制功能

复制（replication）是指遗传信息从亲代 DNA 传递到子代 DNA 的过程，也就是以亲代 DNA 为模板，按照碱基配对的原则（A-T、C-G 配对）合成子代 DNA 分子的过程。通过一次 DNA 的合成，DNA 分子由 1 个分子变成了 2 个完全相同的分子；而这 2 个子代 DNA 分子中包含的遗传信息与亲代 DNA 分子所携带的遗传信息完全一样，体现了亲代 DNA 序列与子代 DNA 序列的一致性，即遗传过程的相对保守性。通过 DNA 的复制，人体的遗传信息可以一代一代地传下去，保持人类的延续性。

（二）DNA 的转录功能

转录（transcription）是指以 DNA 为模板，按照碱基配对的原则（A-U、T-A；C-G 配对）合成 RNA 的过程。通过转录，DNA 分子中的碱基序列转录成 RNA 中的碱基序列。转录生成的 3 种主要 RNA（mRNA、tRNA 和 rRNA）均与蛋白质的合成有密切关系，而蛋白质是各种生命活动的基础。因此，DNA 分子上包含的遗传信息是决定蛋白质中氨基酸序列的原始模板，它在生命活动中起着决定性的作用。

第三节　RNA 的功能

对人类而言，DNA 是遗传信息的携带者，而遗传信息通常由蛋白质来体现。但 DNA 不是合成蛋白质的直接模板，mRNA 才是指导蛋白质合成的直接模板。人体中的 RNA 的种类有多种，其功能也不同（见表 3-1，图 3-1）。

表 3-1　人体一些 RNA 的分类及其功能

分　类	细胞核和细胞质	线粒体	功　能
信使 RNA	mRNA	mt mRNA	蛋白质合成的直接模板
核蛋白体 RNA	rRNA	mt rRNA	与蛋白质结合组成核蛋白体，作为蛋白质合成的场所
转运 RNA	tRNA	mt tRNA	转运氨基酸到核蛋白体上
不均一核 RNA	hnRNA		加工为成熟 mRNA
小核 RNA	snRNA		参与 hnRNA 的加工和转运

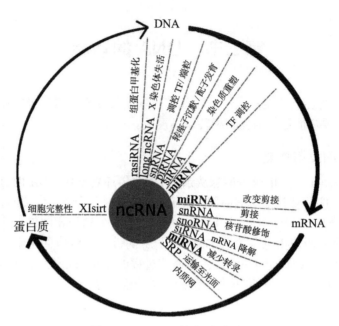

图 3-1 ncRNA 的部分功能

传统遗传学中心法则中遗传信息的传递方向基本上是从 DNA 到 RNA 再到蛋白质（粗黑线），而只有蛋白质可以控制基因的表达（细黑线）。这种模型已被 ncRNA 的发现所完善，ncRNA 可以从多种层次调控基因的表达（虚线），组成复杂而整合的基因表达调控网络。信号识别颗粒（signal recognition particle，SRP），转录因子（transcription factor，TF）。

一、mRNA 的功能

由于 DNA 在细胞核内，而蛋白质的合成主要在细胞质中进行，所以 RNA 在把 DNA 上的碱基排列顺序转变为蛋白质中的氨基酸排列顺序中起着非常重要的作用。mRNA 的功能就是把核内的 DNA 的碱基排列顺序，按照碱基配对的原则，转录并转送到胞质，然后指导蛋白质的合成。

mRNA 的这种指导作用是通过密码子来实现的。1961 年，Crick 和 Brenner 通过实验证实了 mRNA 上 3 个核苷酸编码 1 个氨基酸。遗传密码（genetic code）是指 mRNA 分子上每 3 个核苷酸为一组，决定多肽链上的一个氨基酸。通过科学家多年的努力，完整的遗传密码表于 1965 年编成（见表 3-2）。

表 3-2 遗传密码表

第一个核苷酸 5′	第二个核苷酸				第三个核苷酸 3′
	U	C	A	G	
U	苯丙氨酸	丝氨酸	酪氨酸	半胱氨酸	U
	苯丙氨酸	丝氨酸	酪氨酸	半胱氨酸	C
	亮氨酸	丝氨酸	终止密码	终止密码	A
	亮氨酸	丝氨酸	终止密码	色氨酸	G
C	亮氨酸	脯氨酸	组氨酸	精氨酸	U
	亮氨酸	脯氨酸	组氨酸	精氨酸	C
	亮氨酸	脯氨酸	谷氨酰胺	精氨酸	A
	亮氨酸	脯氨酸	谷氨酰胺	精氨酸	G
A	异亮氨酸	苏氨酸	天冬酰胺	丝氨酸	U
	异亮氨酸	苏氨酸	天冬酰胺	丝氨酸	C
	异亮氨酸	苏氨酸	赖氨酸	精氨酸	A
	蛋氨酸	苏氨酸	赖氨酸	精氨酸	G
G	缬氨酸	丙氨酸	天冬氨酸	甘氨酸	U
	缬氨酸	丙氨酸	天冬氨酸	甘氨酸	C
	缬氨酸	丙氨酸	谷氨酸	甘氨酸	A
	缬氨酸	丙氨酸	谷氨酸	甘氨酸	G

遗传密码具有连续性、简并性、摆动性和通用性四个特点。

1. 连续性

遗传密码的 3 个核苷酸不间断，密码子间无标点符号，称为连续性（commaless）。在读密码时需先找到一个正确的起始位点（起始密码），然后每 3 个一组连续读下去。

2. 简并性

从遗传密码表（表 3-2）可知，除色氨酸和蛋氨酸仅有一个密码子外，其他氨基酸可有多个密码子，这个特点称为密码子的简并性（degeneracy）。代表同一种氨基酸的密码子中，常常第一、二个核苷酸相同，所不同的是第三个核苷酸。由于遗传密码的简并性，所以密码子第三位碱基改变，往往不影响氨基酸的翻译。

3. 摆动性

mRNA 上的密码子与 tRNA 上的反密码子进行碱基配对时，有时会出现不遵守碱基配对规律的情况，这就是遗传密码的摆动性（wobble）。这种摆动性往往见于密码子的第三个核苷酸与反密码子的第一个核苷酸之间（见表 3-3）。

表 3-3 密码子与反密码子配对时常见的摆动现象

配对	碱基		
反密码子	I	U	C
密码子	A、C、U	A、G	C、G、U

4. 通用性

所有生物从最低等的病毒直至人类，蛋白质的合成都使用同一套遗传密码，这种特点称为密码子的通用性（universal）。这一特点为基因工程技术生产人源性蛋白质创造了基本条件。但是近年的研究发现，动物细胞的线粒体和植物细胞的叶绿体所用的密码子与通用的密码子稍有不同（见表3-4）。

表3-4　通用遗传密码与人线粒体遗传密码间的差异

密码子	通用遗传密码	人线粒体遗传密码
UGA	终止密码	色氨酸
AGA、AGG	精氨酸	终止密码
AUA	异亮氨酸	蛋氨酸、起始密码
AUG	蛋氨酸、起始密码	起始密码
AUU	异亮氨酸	起始密码

二、tRNA 的功能

tRNA 是蛋白质合成过程中的接合器分子。它一方面通过其反密码子与 mRNA 的密码子间碱基配对；另一方面通过其 3′- 末端的 CCA—OH 结构与氨基酸结合起来。这样，通过 tRNA 的接合作用，把 mRNA 上的遗传信息与蛋白质上的氨基酸排列顺序有机地联系起来。

tRNA 与氨基酸的结合反应是在特异的酶——氨基酰 -tRNA 合成酶的催化下进行的。这类酶具有两个重要的特性。

（1）绝对专一性。一种氨基酰 -tRNA 合成酶只能催化一种氨基酸与一种 tRNA 结合生成一种氨基酰 -tRNA。

（2）校正活性。若与密码子不符的氨基酸与 tRNA 结合，可被此酶的酯键水解活性水解下来并结合上正确的氨基酸。

这两个特性保证了翻译过程的可靠性。

人体中 tRNA 的数目多于氨基酸的数目，所以一种氨基酸由多个 tRNA 携带，而一种 tRNA 仅能携带一种氨基酸。tRNA 携带氨基酸到核蛋白体上，为蛋白质合成提供原料。

三、rRNA 的功能

rRNA 与多种蛋白质结合组成核蛋白体（ribosome），而核蛋白体是蛋白质合成的场所。存在于核蛋白体中的蛋白质称为核糖体蛋白（ribosmal protein，rp）。在结构上，核蛋白体由大、小亚基构成。分布在核蛋白体大亚基的蛋白质称为 rpl（ribosmal proteins in large subunit），而在小亚基的则称为 rps（ribosmal proteins in small subunit）。

人类核蛋白体小亚基含 18S rRNA 和 30 多种 rps，大亚基含 28S、5.8S、5S 等 3 种 rRNA，以及近 50 种 rpl。现在认为，rRNA 在形成核蛋白体的立体结构上起决定性作用，在此基础上，核蛋白体上的各种成分按一定的规律排列在一起，相互配合，有力地促成由 tRNA 携带来的氨基酸按照 mRNA 的遗传密码正确地聚合成多肽链。

四、miRNA 的功能

miRNA 的生物学功能是通过与靶 mRNA 结合来实现的，它们主要起负性调控基因表达的功能。当 miRNA 与靶 mRNA 不完全互补时可在蛋白质翻译水平上抑制其表达（哺乳动物中比较普遍）。然而，最近也有证据表明，这些 miRNA 也有可能影响 mRNA 的稳定性。使用这种机制的 miRNA 结合位点通常在 mRNA 的 3'UTR。如果 miRNA 与靶位点完全互补（或者几乎完全互补），那么这些 miRNA 的结合往往引起靶 mRNA 的降解（在植物中比较常见）。通过这种机制作用的 miRNA 的结合位点通常都在 mRNA 的编码区或开放阅读框中。每种 miRNA 可以有多个靶基因，而几种 miRNA 也可以调节同一个基因。这种复杂的调节网络既可以通过一种 miRNA 来调控多个基因的表达，也可以通过几种 miRNA 的组合来精细调控某个基因的表达。miRNA 调控基因表达研究的逐步深入，将帮助我们理解人类基因组的复杂性和复杂的基因表达调控网络。

miRNA 调节了细胞生长、组织分化，因而与生命过程中发育、疾病有关。通过对基因组上 miRNA 的位点分析，显示其在发育和疾病中起了非常重要的作用。一系列的研究表明：miRNA 在细胞生长和凋亡、血细胞分化、同源异形盒基因调节、神经元的极性、胰岛素分泌、大脑形态形成、心脏发生、胚胎后期发育等过程中发挥着重要作用。例如：miR-181 控制血细胞分化为 B 细胞，miR-375 调节胰岛细胞发育和胰岛素分泌，miR-143 在脂肪细胞分化起作用，miR-1 与心脏发育有关，等等。

另有研究人员发现，许多神经系统的 miRNA 在大脑皮层培养中受到时序调节，表明它可能控制着区域化的 mRNA 翻译。对于新的 miRNA 基因的分析，可能发现新的参与器官形成、胚胎发育和生长的调节因子，促进对癌症等人类疾病发病机制的理解。

五、piRNA 的功能

piRNA 的生物学作用方式不同于人们较为熟知的其他两类非编码小 RNA（siRNA 和 miRNA）。后两者主要通过与 Ago 亚家族蛋白相互作用，而 piRNA 则是通过结合 Piwi 蛋白形成 piRNA 复合物（piRNA-Piwi-class-argonaute complexe，piRC）来发挥基因沉默的作用。Ago3 蛋白活性的升高可以增加 piRNA 的含量，促使它们产生反义链偏向性，而 piRNA 含量的增加可以沉默逆转座子。在 piRC 介导的基因沉默途径中有多种尚未明确的蛋白质因子参与。因此，对于与 piRNA 相偶联的蛋白质功能的研究可以为揭示 piRNA 的生物功能提供可靠的证据。Piwi 蛋白的甲基化修饰在 piRNA 生物功能的发挥中具有重要性。根据最新的研究结果，推测 piRNA 可能具有下列生物学功能。

1. 维持干细胞和生殖系的功能

生殖干细胞的稳定和分化需要体细胞中 Hiwi 基因的有效表达以形成干细胞巢。piRNA 作用途径所需蛋白质的基因突变，将导致生殖干细胞的缺失。

2. 调控胚胎的发育和保持种系 DNA 的完整性

大多数 piRNA 作用途径的异常都可以引起发育特异性的缺陷。现已证实，这些缺陷是由 DNA 损伤信号所产生的。piRNA 作用途径的异常所引发的后果也像 DNA 修复机制相关基因发生的突变一样，将导致发育的缺陷。

逆转座子的活化可致 DNA 的损伤，而当 piRNA 作用途径发生异常后，转座子的高插入率就可以压制 DNA 的修复机制。在 piRNA 缺失时，马达动力蛋白机制可以将逆转座子 RNA 转运到逆转座子降解位点，并在此处聚集。此外，piRNA 在 DNA 的修复过程和维持染色质结构对抗 DNA 损伤方面或许还应该具有更直接的作用。piRNA 作用途径中相关基因的突变可以导致端粒保护机制的缺失，进而在 DNA 断裂时发生染色体识别机制的终止，这将不利于维持 DNA 的完整性。

3. 诱导蛋白质翻译过程的沉默

奥斯卡（Oskar）蛋白在细胞质极质的组装和胚胎模式发育过程中是必不可少的。piRNA 作用途径的异常可以影响 Osk mRNA 和 Oskar 蛋白在细胞中的定位，并导致 Oskar 蛋白在卵子发生过程中提前表达。piRNA 介导的作用是转录后水平的逆转座子沉默。piRNA 作用途径的异常可降低生育能力。

piRNA 在基因沉默方面的功能类似于 siRNA，与抑制翻译过程相比，更容易使转录物在翻译过程中降解。

piRNA 调控体系在基因表达调控中的主要作用在于消除 mRNA 的翻译模板功能，遏制逆转录酶和转座酶等的活性。此外，除了基因沉默的负调控效应外，部分 piRNA 可能还有正调控效应，如增加 mRNA 的稳定性和翻译功能。

4. piRNA 参与表观遗传学调控

Hiwi 参与异染色质的形成，是表观遗传学中的调控因子。生殖细胞和体细胞中与转座子靶向介导的 piRNA 簇是保守的。这说明 piRNA 簇的结构与转座子是协同进化的。piRNA 基因簇的展开率高于已知的任何一个基因家族；与其他大的基因家族相比，piRNA 基因簇没有单个基因簇的缺失。这说明，piRNA 基因簇的展开是在进化中主动选择的结果。

5. piRNA 在性别决定中的作用

一些研究提示，piRNA 在性别决定方面具有直接或间接的作用。

六、lncRNA 的功能

lncRNA 功能多样，主要表现在调控基因表达和表观遗传修饰方面。lncRNA 能形成一定的二级结构，结合转录因子等蛋白质，调节蛋白质的活性，从而广泛影响转录调控。lncRNA 能招募染色质重构复合体到特定染色质位点介导相关基因的表达沉默，lncRNA 也可直接结合到 DNA 上，如基因 promoter 区，影响其转录。已了解的 lncRNA 的主要功能还包括：参与 mRNA 的稳定和翻译水平的调节、参与蛋白质的运输、参与 RNA 的加工和修饰等。与蛋白编码基因转录水平相比，lncRNA 的表达水平一般都比较低，这可能与 lncRNA 主要参与调控作用的功能相适应。

现已发现，lncRNA 具有广泛的生物学功能，其功能大致可以概括为：作为信号分子、分子诱饵作用、引导功能和参与组成染色质支架等四个方面（见图 3-2）。

1. 信号分子作用

许多 lncRNA 的生成具有组织和时间特异性，它们的表达是细胞针对特定刺激（如细胞应激和温度等）起反应的产物。因此，这些 lncRNA 作为信号分子的引起细胞功能的变化，如：XIST、AIR 和 Kcnq1 等可起这种作用。

2. 分子诱饵作用

有些 lncRNA 能与特定的 RNA 或蛋白质结合，然后使它脱离原结合部位，从而降低其功能，这种现象称为分子诱饵（molecular decoy），也称拟态（mimicry）。具有分子诱饵的 lncRNA 称为诱饵型 lncRNA。这些 lncRNA 可以像"海绵"一样结合、去除转录因子和染色质修饰分子，从而负控制基因表达。这种效应将在细胞内引起广泛的"转录组"效应。

lncRNA 诱骗作用不仅可以发生在 lncRNA-mRNA 或者 lncRNA-蛋白质之间，还可以发生在 lncRNA-miRNA 之间。

肝癌高表达转录本（highly up-regulated in liver cancer，HULC）是一些 miRNA 的拟态，它能够结合并抑制 miR-372 的活性，显示出内源性"海绵"作用，HULC 的表达上调可以抑制 miR-372 的表达，从而参与肝癌的发生过程。lncRNA 诱骗作用还涉及蛋白质，例如：原先与启动子结合的一些转录因子一旦与生长阻滞特异性转录本 5（growth arrest-specific transcript 5，GAS5）结合后离开启动子区，就不再具有调控下游靶基因的作用。这种作用的发挥依赖于 GAS5 具有类似糖皮质激素受体 DNA 结合元件的发夹结构。通过同样的原理，GAS5 还可以调节其他受体（如：雄激素、盐皮质激素和孕酮）。GAS5 与糖皮质激素受体的结合还受到糖皮质激素受体激动剂地塞米松的调控。同时，GAS5 还受到雷帕霉素信号通路中的哺乳动物靶点调节，并可介导雷帕霉素在 T 细胞中的细胞周期的影响（见图 3-3）。

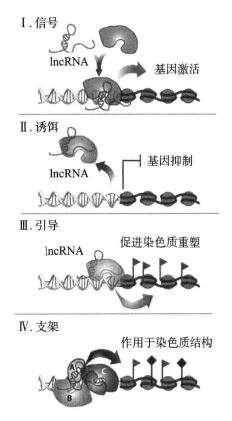

图 3-2 lncRNA 的功能

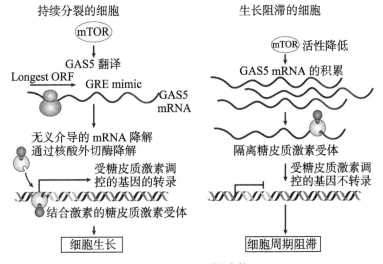

图 3-3 GAS5 的功能

可读框（open reading frame，ORF）；糖皮质激素应答元件（glucocorticoid response element，GRE）；5′末端寡聚嘧啶（5′ terminal oligopyrimidine，5′ TOP）；一种丝氨酸/苏氨酸激酶（mTOR）。

3. 引导功能

有些 lncRNA 能引导一些核糖核蛋白复合物（ribonucleoprotein complex）中的分子定位到特别的染色质靶位点。这种效应能通过顺式作用（作用于临近基因）或反式作用（作用于远处基因）引起基因表达的变化。具有引导功能的 lncRNA 的代表有 XIST 和 HOTTIP。

4. 参与组成染色质支架

有些 lncRNA 支持着复杂的染色质复合物的包装，蛋白质因子结合 lncRNA 将形成新的功能。某些 lncRNA 拥有不同的结构域，可以结合不同的蛋白质因子，从而激活或抑制转录。参与组成染色质支架形成的 lncRNA 有 HOTAIR、ANRIL 等。

总之，越来越多的证据表明，lncRNA 参与了广泛的生物学过程，如：ANRIL 和 HOTAIR 引起的表观遗传控制，GAS5 因分子诱饵作用引起的细胞凋亡和细胞周期改变，MALAT1 可调节 mRNA 的选择性剪接，BACE-1AS 导致的翻译抑制等（见图3-4）。

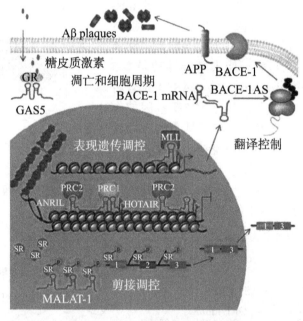

图 3-4　lncRNA 参与细胞内的多种生物学过程

（一）lincRNA 的功能

lincRNA 是 lncRNA 中的一大类，也是目前功能研究得最清楚的一类 lncRNA。

1. 通过组蛋白修饰实现基因表达调控

组蛋白（histone，H）是真核生物一组进化上非常保守的碱性蛋白质，其中碱性氨基酸（精氨酸和赖氨酸）约占 25%。组蛋白存在于真核生物染色质，分为五种类型（H1、H2A、H2B、H3 和 H4），后四种各两个形成组蛋白八聚体，构成核小体的核心，占核小体质量的一半。组成核小体的组蛋白的核心部分状态大致是均一的，游离在外的 N-端则可以受到各种各样的修饰。

组蛋白修饰（histone modification）是表观遗传调控的重要形式之一，主要的修饰形式有乙酰化、甲基化、磷酸化、泛素化和 ADP 核糖基化，等等，这些修饰都会影响基因的转录活性。

组蛋白甲基化是由组蛋白甲基化转移酶（histone methyltransferase，HMT）完成的。甲基化可发生在组蛋白的赖氨酸和精氨酸残基上，而且赖氨酸残基能够发生单、双、三甲基化，而精氨酸残基能够发生单、双甲基化。这些不同程度的甲基化极大地增加了组蛋白修饰及其调节基因表达的复杂性。甲基化的作用位点在赖氨酸（Lys，K）、精氨酸（Arg，R）的侧链 N 原子上。组蛋白 H3 的第 4、9、27 和 36 位，H4 的第 20 位赖氨酸；H3 的第 2、l7、26 位及 H4 的第 3 位精氨酸都是甲基化的常见位点。

组蛋白甲基化状态会明显影响到相关基因的表达程度。精氨酸甲基化与基因激活相关，而 H3 和 H4 精氨酸的去甲基化与基因沉默相关。相反，赖氨酸甲基化与基因表达程度的关系显得较为复杂，例如：H3 第 4 位的赖氨酸残基甲基化与基因激活相关，而第 9 位和第 27 位赖氨酸甲基化与基因沉默相关。此外，H4K20 的甲基化与基因沉默相关，H3K36 和 H3K79 的甲基化与基因激活有关。同时应当注意的是，甲基化个数与基因沉默和激活的程度相关。

有些 lincRNA 的功能与组蛋白的甲基化修饰有关。主要体现在组蛋白 3 第 4 位赖氨酸的三甲基化（H3K4m3）和第 36 位赖氨酸的三甲基化（H3K36m3）。H3K4m3 和 H3K36m3 均可激活编码蛋白和 ncRNA 的表达。

2. 通过结合多梳抑制复合物抑制基因表达

研究发现，大约 20% 的 lincRNA 可结合多梳抑制复合物（polycomb repressive complex，PRC），尤其是 PRC2。lincRNA 直接结合 PRC 后形成的复合物（其中包括 H3K27 甲基化酶 EZH2、SUZ12 和 EED）能结合到特定的靶 DNA 片段，然后诱导组蛋白和染色质的结构变化，引起 H3K27 甲基化，最终抑制相关基因的转录活性。

（二）反义 lncRNA 的功能

与一些 linRNA 发挥作用时通过反式（trans）作用不同，反义 lncRNA 的作用方式是顺式（cis）作用。反义 lncRNA 可通过改变染色质状态影响基因表达。反义 lncRNA 的转录与编码基因有重叠，但转录的方向相反。尽管有可能通过正义-反义配对结合形成以小干扰 RNA（small interfering RNA，siRNA）机制引起 mRNA 的降解，但事实上主要是引起正义转录（即蛋白质编码基因）启动子区组蛋白的修饰。反义 lncRNA 驱动 DNA 甲基化转移酶 3A（DNA methyltransferase 3A，DNMT3A）到蛋白质编码基因区，然后使组蛋白第 9 位和第 27 位赖氨酸或 CpG 岛甲基化，最终导致转录沉默（见图 3-5）。有些反义 lncRNA 也可导致异染色质，如：转录自抑癌基因 CDKN2B 和 CDKN2A 的 ANRIL 可与色素框同源物 7（chromobox homolog，CBX7；PRC1 的一个亚基）相互作用而导致异染质形成，然后引起靶基因沉默。lincRNAs 和反义 lncRNA 等 lncRNA 可以归为染色质相关 RNA（chromatin-associated RNA，CAR）。因为它们的功能主要依赖于 RNA 结合基因组 DNA 的能力和随后调节的染色质状态（常染色质或异染色质）。

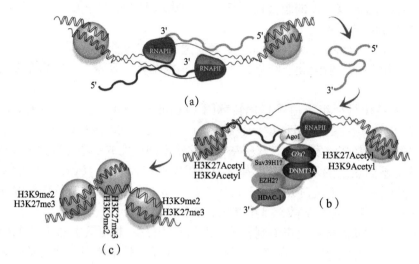

图 3-5　反义 lncRNA 介导的转录调控。（a）反义 lncRNA 由双向转录产生（反义用灰色表示，正义用黑色表示）。（b）反义 lncRNA 与正义启动子相关转录子的同源序列结合，或者与未解链 DNA 的正链相互作用，招募一些染色质重构蛋白——DNA 甲基转移酶 3a（DNA methyltransferase 3A，DNMT3A）、Ago 1（Argonaute 1，Ago-1）、Zeste 增强子（enhancer of Zeste，EZH2）、Suv39 h1、组蛋白脱乙酰酶 1（histone deacetylase 1，HDAC-1）和组蛋白甲基转移酶 G9a；（c）染色质重构复合物诱导局部染色质结构的变化，包括反义 lncRNA 靶位点的DNA 甲基化

　　有不少癌基因和抑癌基因表达出反义转录产物（见表 3-5）。有些在肿瘤发生过程中起重要作用的基因会产生反义 lncRNA。有些抑癌基因在肿瘤中转录沉默的原因可能由反义 lncRNA 介导。

表 3-5　产生反义 lncRNA 的肿瘤相关基因

基因符号	蛋白质的英文名称	蛋白质的中文名称
CDKN2B	cyclin-dependent kinase inhibitor p15INK4b	周期蛋白依赖激酶抑制剂 p15INK4b
CDKN2A	cyclin-dependent kinase inhibitor p16INK4a	周期蛋白依赖激酶抑制剂 p16INK4a
CDKN1A	cyclin-dependent kinase inhibitor p21/WAF1	周期蛋白依赖激酶抑制剂 p21/WAF1
p27KIP1	cyclin-dependent kinase inhibitor p27	周期蛋白依赖激酶抑制剂 p27
ARF	p14ARF MDM2 inhibitor	p14ARF MDM2 抑制剂
TP53	p53 tumor suppressor protein	抑癌蛋白 P53
TP73	p73 tumor suppressor protein	抑癌蛋白 P73
p57KIP2	p57 tumor suppressor protein	抑癌蛋白 P57
TP63	p63 tumor suppressor protein	抑癌蛋白 P63
APC	adenomatous polyposis coli tumor suppressor protein	腺瘤样结肠息肉抑癌蛋白
WT1	Wilms tumor protein 1	肾母细胞瘤 蛋白 1

基因符号	蛋白质的英文名称	蛋白质的中文名称
*BRCA*1	breast cancer type 1 susceptibility protein	Ⅰ型乳腺癌易患蛋白
*BRCA*2	breast cancer type 2 susceptibility protein	Ⅱ型乳腺癌易患蛋白
*MLH*1	mutL homolog 1, mismatch repair protein	同源样 mutL 错配修复蛋白 1
VHL	von Hippel-Lindau tumor suppressor	脑视网膜血管瘤综合征抑癌蛋白
*RB*1	retinoblastoma 1 protein	视网膜母细胞瘤蛋白 1
DCC	deleted in colorectal carcinoma transmembrane receptor	结直肠癌跨膜受体缺失蛋白
*DCL*1	Dicer-like 1 protein	Dicer 样蛋白 1
*NF*1	neurofibromin 1	神经纤维瘤型 Ⅰ 蛋白
PTEN	phosphatase and tensin homolog	同源性磷酸酶—张力蛋白
*CDH*1	E-cadherin protein	上皮钙黏素蛋白
MYC	c-Myc oncoprotein	c-Myc 癌蛋白

第四节　遗传信息的传递

对人类而言，DNA 是遗传的物质基础。人类每个个体的遗传信息以特定的核苷酸排列顺序储存在 DNA 分子上。人类遗传信息的传递过程是：在细胞分裂前，通过 DNA 的复制，将遗传信息由亲代传递给子代；在个体发育、生长等过程中，遗传信息自 DNA 转录给 RNA，并由 RNA 指导蛋白质合成（翻译）；由合成的各种蛋白质来执行生命功能，使子代表现出与亲代相似的遗传性状。简言之，人类遗传信息的传递主流方向是从 DNA 到 RNA 再到蛋白质。

基因表达（gene expression）是指基因的转录和翻译过程。细胞通过基因表达，将 DNA 分子上由 A、T、C、G 等 4 个符号所包含的遗传信息，转变成蛋白质分子中的 20 种氨基酸的排列顺序，体现生命的各种特征。

一、DNA 的复制

DNA 作为遗传物质的基本特点就是在细胞分裂前进行准确的自我复制（self replication），这是细胞分裂的物质基础。

DNA 复制（replication）就是将遗传信息从亲代 DNA 传递到子代 DNA 分子上。由于 DNA 是由 2 条链组成的双螺旋分子，在复制时 2 条链均可作为模板来指导新链的合成，所以新合成的 DNA 分子，一条链是来自母链的，另一条链是新合成的，这种复制形式叫做半保留复制（semiconservative replication）。

DNA 的合成是严格按照碱基配对原则进行的，母链上的核苷酸排列顺序决定子链上的核苷酸排列顺序，所以以半保留复制方式合成的子代 DNA 分子的碱基组成和排列顺序与母代 DNA 分子的完全一样。也就是说，DNA 的复制，形式上半保留，内容上却是全保留。由此可见，通过 DNA 的半保留复制，DNA 作为遗传信息的携带者，保证了遗传物质的连续性和相对的稳定性（见图3-6）。

DNA 复制时，先从复制起始点打开双链，形成一个被称为复制叉（replication fork）的结构。然后，两条单链分别作为模板，各自合成一条新的 DNA 链。由于 DNA 是由方向相反的两条链组成的，所以 DNA 沿着复制叉移动的方向复制，DNA 一条链的走向是 5′ → 3′ 方向复制，另一条链的走向是 3′ → 5′ 方向。根据碱基配对规律，新合成链的方向与母链的方向也是相反的。

人们把 DNA 合成方向与复制叉打开方向一致的那条新链称为前导链（leading strand）；而另一合成方向与复制叉打开方向相反的新链称为随从链（lagging strand）。因为人类 DNA 聚合酶（DNA-dependent DNA polymerase，DNA-pol）与其他生物的 DNA 聚合酶一样，只能催化 DNA 从 5′ → 3′ 的方向合成，所以，前导链的合成必然是连续的，而随从链只能一段一段地合成，它的合成是不连续的（见图3-7）。随从链上的这些片段按发现者的姓氏命名称为岗崎片段（Okazaki fragment）。当然，这些岗崎片段最后还是要在连接酶的作用下连接成为一条完整的链。

DNA 复制的全过程一般可以分为起始、延长和终止三个阶段。DNA 复制的起始阶段包括起始点的辨认和引发体的形成，延长阶段包括前导链及随从链的合成，终止阶段包括RNA 引物的切除、空缺的填补和完整 DNA 的生成和端粒的加工。人类 DNA 的复制是个复杂的连续过程，需要 30 多种酶和蛋白质参与。

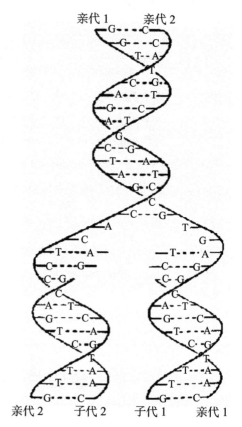

图3-6 DNA 的半保留复制。亲代1，亲代2：表示亲代 DNA 的 2 条链；子代 1，子代 2：表示子代中新合成的 2 条 DNA 链

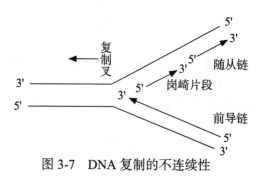

图 3-7 DNA 复制的不连续性

（一）DNA 复制的起始

DNA 复制的起始可以分成 DNA 双链解开成单链和引发体的生成两个步骤。

1. DNA 解开成单链

复制是从 DNA 分子上的特定部位开始的，这一部位叫做复制起始点（origin of replication），常用 ori 表示。人类的染色体庞大，其 DNA 的复制是从多个起始点同时开始的，形成许多复制单位。有研究表明，DNA 复制起始点有特殊的结构，这些特殊的结构对于在 DNA 复制起始过程中参与的酶和许多蛋白质的识别和结合都是必需的。

2. 引发体的生成

由于 DNA 聚合酶没有催化两个游离 dNTP 聚合的能力，只能在含有—OH 的基础上催化 3′, 5′-磷酸二酯键的生成反应，所以 DNA 的复制需要引物。

引物（primer）是由引物酶催化生成的短链 RNA 分子。引物酶（primase）是一种特殊的 RNA 聚合酶，它可催化以 DNA 为模板、以 NTP 为原料的短片段 RNA 的合成。引物一般由十几个至数十个核苷酸组成，它们在 DNA 复制起始处作为 DNA 复制的引物。RNA 引物的 3′—OH 末端提供了由 DNA 聚合酶催化形成 DNA 分子第一个磷酸二酯键的位置。

由与 DNA 复制起始有关的各种酶（解螺旋酶、拓扑异构酶等）和蛋白质、引物酶和 DNA 的复制起始区域组成的复合物称为引发体（primosome）。引发体形成后在其下游解开 DNA 双链，再由引物酶催化引物的生成。引物生成后产生了 3′-OH 末端，为 DNA 的合成准备了条件，复制就可以进行下去了。前导链的模板上只发生一次引发，而随从链的模板要发生多次引发。

（二）DNA 复制的延长

DNA 的复制实际上就是以 DNA 为模板在 DNA 聚合酶作用下，将游离的 4 种脱氧核苷三磷酸（dATP、dGTP、dCTP 和 dTTP，即 dNTP）聚合成 DNA 链的过程。人和其他真核生物的 DNA 的聚合酶至少有 5 种，分别称为 DNA-pol α、β、γ、δ 和 ε，它们的主要活性是催化 dNTP 的 5′→3′ 聚合活性，在 DNA 复制过程中分别起作用（见表 3-6）。

表 3-6 几种 DNA 聚合酶的基本特性

分类	分布	5′→3′ 聚合活性	3′→5′ 外切活性	功能
α	细胞核	+	−	引发、随从链合成
β	细胞核	+	−	修复
γ	线粒体	+	−	复制
δ	细胞核	+	+	前导链合成
ε	细胞核	+	−	复制

注："+"和"−"分别表示具有和不具有该活性。

催化前导链合成的酶是 DNA 聚合酶 δ，而催化随从链合成的酶是 DNA 聚合酶 α。DNA 聚合酶 β 的模板特异性是具有缺口的 DNA 分子，所以它与 DNA 修复有关。DNA 聚合酶 γ 在线粒体 DNA 的复制中起作用。

DNA 复制的延长是在 DNA 聚合酶的催化下，按照碱基配对的原则，以模板链中的碱基为指导将核苷酸加入新链中。每次加入的单个核苷酸都是以其 5′-α-磷酸与引物或延长中的新链上的 3′—OH 形成 3′,5′-磷酸二酯键，这样又使新加入的核苷酸的 3′—OH 成为末端，为下一个核苷酸的加入创造了条件。使复制的子链朝着 5′→3′ 方向延长。

（三）DNA 复制的终止

如上所述，DNA 在复制过程中，合成的前导链为一条连续的长链，但随从链则是由许多冈崎片段组成的，这些冈崎片段要在连接酶的催化下才能连接成一条长链。在把冈崎片段连接起来之前，要先去掉 RNA 引物并合成 DNA，最后连接成完整的 DNA 新链。

人染色体是线性 DNA，复制时中间的不连续片段可以通过连接酶连接，但新链最早出现的 5′- 端引物被降解后，将留下空隙。如果不填补这个空隙的活，细胞染色体 DNA 将面临复制一次就缩短一些的问题。

人染色体的两端有被称为端粒（telomere）的结构。端粒在维持染色体的稳定性和 DNA 复制的完整性方面有重要作用。端粒是由重复的寡核苷酸序列和与它紧密结合的蛋白质构成的。人端粒 DNA 的核心序列是 TTAGGG，重复的次数多达数十次甚至上百次，并且可以形成反折的二级结构。要补救在 DNA 复制完成后切除引物所造成的缩短的 DNA 末端，就要靠端粒酶（telomerase）。

端粒酶是由蛋白质和 RNA 组成的逆转录酶，能以自身的 RNA 为模板，在逆转录酶活性的作用下，利用模板 DNA 的 3′-OH 末端延长 DNA，再以这种延长的 DNA 为模板，继续合成子链，从而保证染色体复制的完整性（见图 3-8）。

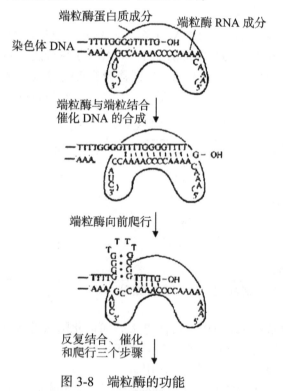

图 3-8　端粒酶的功能

二、转录

以 DNA 为模板合成 RNA 的过程称为转录（transcription）。转录过程就是把 DNA 上的碱基排列顺序转录成 RNA 上的碱基排列顺序，即为遗传信息从 DNA 向 RNA 传递的过程，是基因表达的第一步。转录与复制既有相似之处又有不同之点（见表 3-7）。

表 3-7　复制与转录的异同点

相同点		不　同　点	
		复　制	转　录
模板	DNA	两股链	模板链
原料	核苷三磷酸	dNTP	NTP
酶	依赖 DNA	DNA 聚合酶	RNA 聚合酶
产物	核苷酸链	子代双链 DNA	3 种 RNA
配对	碱基配对	A-T，C-G	A-U，T-A，C-G
方向	$5' \rightarrow 3'$		
引物		需要（RNA）	不需要
特点		半保留、半不连续	不对称

　　复制是为了保留物种的全部遗传信息，所以，基因组的 DNA 全长均需复制。转录是有选择性的，在细胞不同的发育时序，按生存条件和需要来转录。在 DNA 链上，并非任何区段都可转录，能转录出 RNA 的 DNA 区段称为结构基因（structural gene）。对于某一结构基因来说，只有一条链可以转录，被称为模板链（template strand），而另一条链则不被转录，因其碱基排列序列除 T 与 U 不同外其他均与模板链合成的 mRNA 的碱基排列序列完全相同，故称作编码链（coding strand）。文献中常见的 DNA 序列即为编码链的序列。可是，对于不同的基因来说，模板链并非永远在同一单链上。

　　转录是在 RNA 聚合酶的催化下进行的，人的 RNA 聚合酶有四种：RNA 聚合酶 I、II、III 和线粒体 RNA 聚合酶。它们分布在细胞内的不同地方，催化不同基因的转录，产生不同的产物（见表 3-8）。这几种 RNA 聚合酶对 α- 鹅膏蕈碱的反应性有所不同，可利用这一性质来鉴别它们。由于 RNA 聚合酶 II 合成 mRNA 的前体 hnRNA，而 mRNA 在体内需要适应机体生理功能的变化经常更新的，所以，RNA 聚合酶 II 是体内最活跃的 RNA 聚合酶。

表 3-8　RNA 聚合酶的分类

种类	分布	合成的 RNA 产物	对 α- 鹅膏蕈碱的敏感性
I	核仁	45S rRNA	不敏感
II	核质	hnRNA	低浓度敏感
III	核质	tRNA、5S rRNA 和 snRNA	高浓度敏感
线粒体	线粒体	mt RNA	不敏感

　　与复制过程相似，转录过程也可以分为起始、延长和终止三个阶段。

（一）转录的起始

　　转录是从 DNA 模板的特定部位开始的，这个部位是 RNA 聚合酶结合的部位，称作启动子（promoter）。在核酸研究领域中，人们将在 DNA 分子上开始转录的第一个碱基定为 +1，沿转录方向顺流而下的核苷酸序列（下游）用正值表示；逆流而上的核苷酸序列（上游）用负值表示。

研究发现，在启动子处有特殊的核苷酸序列，如 A-T 丰富区。除启动子外，影响转录起始活性的还有增强子（enhancer）。增强子是指能增强启动子转录活性的 DNA 序列。它能极大地增强启动子的活性，它可位于启动子上游或下游，无方向性，对异源的基因也起到增强作用。

与基因表达调控有关的 DNA 序列称为顺式作用元件（cis-acting element）。体内有许多蛋白质因子与顺式作用元件结合，从而影响基因的表达。与基因表达调控有关的蛋白质称为反式作用因子（trans-acting factor）。其中与转录有关的反式作用因子叫做转录因子（transcriptional factor，TF）。

转录起始过程非常复杂，往往需要多种 TF 的参与和协助。首先，某种 TF 辨认与结合顺式作用元件，再由其他相关 TF 相互配合以稳定顺式作用元件与 TF 的结合形成复合物，然后吸引 DNA 聚合酶加入复合物中形成起始前复合物（pre-initiation complex，PIC）。最后，在其他 TF 的作用下，DNA 双链解开，RNA 聚合酶往下滑动到 +1 位置处，为 RNA 的合成作准备。RNA 的合成不需要引物，转录起始生成 RNA 第 1 个核苷酸，即 5′ 端总是三磷酸嘌呤核苷 GTP 或 ATP，而以 GTP 为多见。当 5′-GTP 与第 2 位 NTP 聚合生成磷酸二酯键后，仍保留其 5′ 端三个磷酸，即生成 5′ pppGpN-OH3′（四磷酸二核苷酸）的结构，它的 3′ 端有游离的羟基，可以加入 NTP 使 RNA 链延长。此时，由 RNA 聚合酶、DNA 和 5′ pppGpN—OH3′ 组成起始复合物。

现在认为人类有 2 万~3 万个左右基因，为了保证基因转录的准确性，不同基因需要不同的转录因子。据认为人体内的各种转录因子是通过拼板理论（piecing theory）来启动不同基因的转录的。拼板理论认为，基因转录时只需要几个转录因子的相互辨认与结合，而不同因子的不同组合促进不同基因的转录。所以，尽管人体内的基因有数万个，但转录因子是有限的。这可能也是机体节省能源与物质的一种有效方法。

（二）转录的延长

RNA 链的延长靠 RNA 聚合酶催化 NTP 之间形成磷酸二酯键。起始复合物游离的 3′-OH 与 DNA 模板能配对的三磷酸核苷在 RNA 聚合酶的作用下形成磷酸二酯键。聚合进去的核苷酸又有游离的 3′—OH，这样就可按模板 DNA 的指引，使 RNA 链延长。由于 RNA 聚合酶在模板 DNA 链的滑动方向是 3′ → 5′，所以，RNA 链的合成与 DNA 的复制一样也按 5′ → 3′ 方向进行。转录生成的 RNA，暂时与 DNA 模板链按碱基配对原则形成 DNA·RNA 杂交体，长度约为 12 个碱基对，形成一个被称为转录泡的结构。由于 DNA-DNA 双链结构比 DNA-RNA 双链结构更稳定，所以，在转录泡中的 RNA 只是刚生成的一小段，而先合成的一段 RNA 是离开模板伸展在空泡之外的。

（三）转录的终止

转录终止是与转录后加工密切相关的。现在发现在模板链上有转录终止的修饰点。它有一组共同序列 AATAAA 和随后的丰富 GT 序列。mRNA 在修饰点处被切断并立即进行加工，而余下的 RNA 虽继续转录但很快被 RNA 酶降解。

（四）转录后加工

转录生成的 RNA 一般要经过适当的加工才能成为有活性的 RNA。

1. mRNA 的转录后加工修饰

mRNA 的转录后加工修饰，主要包括对 5′ 端、3′ 端的修饰（首、尾修饰）和剪接两个方面。

（1）5′ 端修饰。成熟 mRNA 的 5′ 端具有特殊的被称为帽子的结构，即 GpppmG-（三磷酸双鸟苷）结构。如前所述，转录生成的 hnRNA 的第一个核苷酸往往是 5′- 三磷酸鸟苷，转录结束时在磷酸酶的水解下释放一个或两个磷酸基团，然后再连接上另一个三磷酸鸟苷并在某些元素上进行甲基化形成帽子结构。帽子结构与翻译的起始有关，并可增加 mRNA 的稳定性。

（2）3′ 端修饰。在结构基因的 3′ 一端有一个 AATAA 序列，这个序列是转录修饰点，即是 mRNA 3′- 端加 polyA 尾的信号。当转录越过此处时，核酸酶在此信号下游 10~15 碱基处水解核苷酸，然后在腺苷酸转移酶的作用下，在 3′—OH 上逐一加上 A，使 polyA 达 20~200 个碱基的长度。polyA 尾巴的功能主要是维持 mRNA 的翻译模板活性和增加 mRNA 结构的稳定性。

（3）剪接。mRNA 的剪接就是把其前体 hnRNA 中的内含子剪切掉，并将各个外显子拼接起来。

2. rRNA 的转录后加工

3 种分子量较大的 rRNA（28S、18S 和 5.8S）的基因被插入序列隔开而串联在一起，其初级转录产物为 45S；5S rRNA 的基因独立于其他三种 rRNA 基因之外。rRNA 的转录后加工主要是切除 rRNA 前体中的插入顺序（见图 3-9）。

3. tRNA 转录后的加工修饰

tRNA 转录后的加工修饰主要有三个过程。

（1）剪接。切除内含子和拼接外显子，形成一定大小的 tRNA 分子。

（2）3′ 末端加上 CCA-OH。tRNA3′- 末端在核酸酶作用下除去个别碱基后，在核苷酸转移酶作用下，形成 CCA-OH 末端，以便 tRNA 执行携带氨基酸的功能。

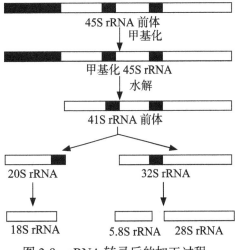

图 3-9　rRNA 转录后的加工过程

（3）碱基修饰。成熟的 tRNA 分子中的大量稀有碱基是在转录后形成的。在甲基转移酶催化下，嘌呤甲基化，如 A → mA，G → mG；经过还原反应，尿嘧啶还原为双氢尿嘧啶；通过核苷内转位反应，尿嘧啶核苷转变为假尿嘧啶核苷；通过脱氨反应，腺苷酸变为次黄嘌呤核苷酸。

三、翻　译

人类基因的表达包括转录和翻译两个过程，但这两个过程在时间和空间上是分开的。

也就是说，在时间上，先转录后翻译，两者不同步；在空间上，转录在细胞核内进行，而翻译在胞浆中进行。

翻译（translation）是指蛋白质的生物合成。在翻译过程中需要 200 多种生物大分子参加，其中 mRNA 作为翻译的直接模板，指导蛋白质的合成；核蛋白体是蛋白质合成的场所；tRNA 转运氨基酸到核蛋白体上，并利用其反密码子与 mRNA 上的密码子结合；另外还需要多种蛋白质因子参与（见图 3-10）。

蛋白质的生物合成也可以分为起始、延长、终止等三个阶段以及翻译后的加工修饰。

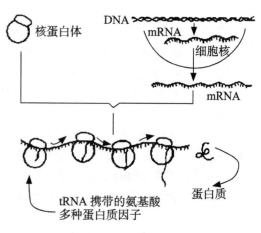

图 3-10 蛋白质的生物合成过程

（一）翻译的起始

在多种起始因子、ATP 和 GTP 的作用下，核蛋白体的大亚基与小亚基、mRNA 上的起始密码子、蛋氨酰 -tRNA 等结合在一起构成起始复合物。在起始阶段，tRNA 的反密码子 UAC，识别 mRNA 上的起始密码子 AUG，并相互配对与结合；mRNA 的帽子结构对于其就位有很大的促进作用。另外，这一过程是消耗能量的。

（二）肽链的延长

肽链的延长是在核蛋白体上反复进行进位、成肽、转位等三个步骤从而合成肽链，所以又把肽链的延长阶段称为核蛋白体循环。

核蛋白体上有 2 个 tRNA 结合的位点——P 位和 A 位。

1．P 位

P 位即肽位（peptidyl site）或称给位（donor site）。它大部分位于小亚基，小部分位于大亚基，在起始阶段它是结合起始蛋氨酰 -tRNA 并向 A 位给出蛋氨酸的位置；在延长成肽之后，肽酰 -tRNA 转位至此位置，肽链的延长可以继续。

2．A 位

A 位即氨基酰位（aminoacyl site）或称受位（acceptor site）。它大部分位于大亚基而小部分位于小亚基，结合一个新进入的氨基酰 -tRNA 的位置（见图 3-11）。

3．肽链延长的三个主要步骤

（1）进位。进位指氨基酰 -tRNA 根据遗传密码的指引，进入核蛋白体的 A 位。在肽链延长阶段的开始，P 位上有蛋氨酰 -tRNA，进入 A 位上的氨基酰 -tRNA 是根据第二个密码子来确定的。这个过程需要延长因子协助。

（2）成肽。成肽指肽链的合成。在转肽酶的催化下，P 位上的蛋氨酰 -tRNA 的酰基与 A 位上的氨基酰 -tRNA 的氨基进行反应。此反应由 P 位到 A 位，即反应在 A 位上进行。在完成第一次成肽反应后，生成的二肽酰 -tRNA 在 A 位上。P 位上空载的 tRNA 从 P 位上脱落下来，使 P 位留空。

（3）转位。转位指在 A 位上的二肽酰 -tRNA 连同 mRNA 从 A 位进入 P 位，也就是在转位酶（一种延长因子）的作用下整个核蛋白体的相对位置移动一个密码子的位置。此

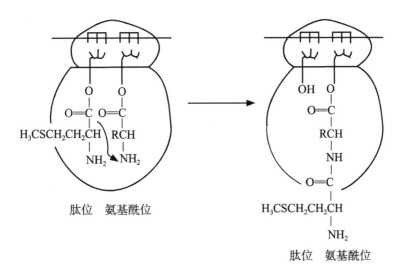

图 3-11 翻译过程中的核蛋白体的肽位和氨基酰位

时，A 位是空着的，其对应于 mRNA 链上的第三个密码子。这样便完成了一次核蛋白体循环。

在核蛋白体上反复进行进位、成肽和转位这 3 个步骤，肽链便可延长。每循环一次，肽链延长一个氨基酸。核蛋白体阅读 mRNA 密码子的方向是从 5′ 到 3′，而肽链延长是从 N 端到 C 端方向进行。

（三）肽链合成的终止

当翻译至 A 位出现 mRNA 的终止密码时，终止因子辨认终止密码并进入 A 位，这时转肽酶构象发生改变，表现出酯酶的活性，使 P 位上肽链从肽酰 -tRNA 中水解下来。最后在有关释放因子的作用下，mRNA、tRNA 和终止因子从核蛋白体中脱落下来，核蛋白体大、小亚基解离。

（四）翻译后的加工修饰

初始合成的肽链是不具有生物学活性的，需要进行加工后才具有活性。主要的加工方式有以下几种。

1. 氨基端和羧基端的修饰

所有刚合成肽链的第一个氨基酸残基是蛋氨酸残基，但并不是所有天然蛋白质肽链的氨基端均是蛋氨酸残基。因此，蛋氨酸残基或者氨基端的一些氨基酸残基需要由氨基肽酶水解掉。与分泌性蛋白质有关的信号肽序列也需要水解下来。羧基端一些多余的氨基酸残基也需由羧基肽酶来进行处理。

2. 共价修饰

许多蛋白质氨基酸残基的侧链需要进行不同类型的化学修饰，如：丝氨酸、苏氨酸、酪氨酸等残基上的—OH 基团常需进行磷酸化修饰；寡糖链结合在丝氨酸或苏氨酸的羟基上形成一定功能的蛋白质（红细胞膜上的 ABO 血型即为糖蛋白）；脯氨酸和赖氨酸残基在内质网中进行羟基化；两个半胱氨酸的巯基氧化而形成二硫键；等等。

3. 亚基的聚合

许多蛋白质是由两个以上亚基构成的，其中每一个亚基为相同或不同的多肽链，这些多肽链是分别合成的，合成后需将这些多肽链通过非共价键聚合成多聚体才能表现出生物学活性。例如成人血红蛋白由 2 条 α 链，2 条 β 链及 4 分子血红素所组成。聚合过程大致如下：α 链在多聚核蛋白体合成后自行释下，并与尚未从多聚核糖体上释下的 β 链相连，然后一从多聚核蛋白体上脱下来，变成 α、β 二聚体。此二聚体再与线粒体内生成的 2 个血红素结合，最后形成一个由 4 条肽链和 4 个血红素构成的有功能的血红蛋白分子。

4. 辅基连接

人体内的许多蛋白质是结合蛋白质，即蛋白质与其他物质（糖、脂肪、有机酸、色素等）结合后才有功能，这些物质称为辅基。辅基与蛋白质的结合是肽链合成后在相应的酶催化下把非蛋白质部分加上去的。如：人类的血型物质是由糖蛋白构成的，不同人的血型的差别就是因糖基组成不同所致。ABO 血型系统中血型物质 A 和 B 是在血型物质 O 的糖链非还原端分别加上 N-乙酰半乳糖胺和半乳糖，从而产生两种完全不同的血型。有趣的是个别人由于糖基的变化会产生血型的变化。

（郭俊明）

第四章　基因与疾病

科学的发展和技术的进步使人们对疾病的认识逐步深入，已由整体、器官、组织和细胞水平进入了分子水平，包括基因水平。随着人类基因组计划的完成和人类功能基因组计划的实施，人类对自身的认识有了根本性的进步。目前人们普遍认为除了外伤和非正常死亡之外，几乎人类所有疾病的发生、发展、治疗及预后都与基因或 DNA 的直接或间接改变有关。

总体上说，基因变异所致的人类疾病主要有内源基因的突变和外源基因的入侵两方面的原因。

1. 内源基因的突变

人体细胞根据细胞分裂方式的不同可以分为两大类：生殖细胞和体细胞。这两类细胞内基因的突变均有可能引起疾病的发生。生殖细胞的基因突变可引发各种遗传性疾病，且能通过有性生殖传递给后代；而体细胞的基因突变可引发肿瘤、糖尿病和心血管疾病等各种遗传易感性疾病，但疾病往往仅局限于患者本身。

2. 外源基因的入侵

各种病原体感染人体后，一方面病原体本身有可能在体内繁殖，其遗传物质（DNA或 RNA）可在人体内存在；另一方面其遗传物质也可能整合到人体基因组中，并伴随着人体基因的复制而复制，在特定情况下表达后也可引起人类的某些疾病。

当然，人类疾病的发生除了与基因（遗传）因素有关外，还与环境因素密切相关。对于某种具体的疾病，这两个因素所起作用的大小有差别（见图 4-1）。

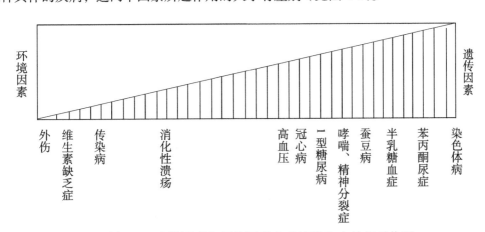

图 4-1　遗传因素和环境因素在疾病发生中的相对作用

根据环境因素和遗传因素所起作用的大小，可以把疾病分为下述四大类。

（一）发病完全取决于环境因素，与遗传因素基本上无关的疾病

物理、化学和机械因素引起的各种损伤称为外伤（trauma，injury）。这类疾病完全由环境因素引起，与遗传因素基本无关。如：烧伤、烫伤等外伤的发生就与遗传因素基本无关。

（二）遗传因素和环境因素对发病均有作用，在不同疾病中两者所起的作用各不相同

由遗传因素和环境因素共同引起的疾病称为遗传易感性疾病（genetic susceptive disease）。人类的绝大多数疾病均属于这种类型，它们是人类的常见病和多发病。在不同的疾病中，遗传因素所起的作用大小各不相同。如：消化性溃疡等的发生，环境因素的作用比较重要，而遗传因素的作用较小，遗传率不足 40%。还有一些疾病如脊柱裂、无脑儿、高血压、冠心病等的发病，遗传因素和环境因素同等重要，遗传率为 50%~60% 左右；而在唇裂、腭裂、先天性幽门狭窄等各种先天性畸形中，遗传因素的作用较大，遗传率都在 70% 以上。在这类疾病中，环境因素和遗传因素均起着一定的作用。近年的研究表明，它们通常是由多个易感基因共同决定的遗传易感性，因此具有常见性、多发性等特点，是目前医学研究的重点。

（三）基本上由遗传因素决定，但需要环境诱因参与的疾病

单基因遗传病中的苯丙酮尿症是由遗传因素引起的，但只有患者吃了含苯丙氨酸多的食物才诱发；葡萄糖 -6- 磷酸脱氢酶缺乏症（俗称蚕豆病）在食用蚕豆或服用氧化性药物（如伯氨喹啉等）以后才会发生溶血性贫血。

（四）完全由遗传因素决定的疾病

此类疾病就是人们常说的遗传性疾病（hereditary disease）或简称遗传病（genetic disease）。这类疾病的发生并非与环境因素完全无关，只是现有临床和科研水平暂时未能发现与其发病相关的特定环境因素。单基因遗传病中的先天性成骨不全症、白化病、血友病 A 和一些染色体病属于此类疾病。

第一节 基因与遗传性疾病概述

一、遗传性疾病的概念

按经典概念，遗传性疾病主要由遗传因素引起，即遗传病的发生需要一定的遗传基础，通过这种遗传基础，按一定的方式传于后代。因此，遗传病的传递并非指现成的疾病，而是遗传病的发病基础。因此，经典概念即狭义的遗传病仅包含生殖细胞内发生基因突变所引起的疾病。更广义的遗传病的概念为遗传性疾病或遗传病是由于患者体内某种基因的完

全或部分缺失、重复、变异等造成其相应表达产物的量和（或）质的异常，进而导致功能异常而产生的一类疾病。广义上的遗传病概念包含了经典的遗传病及体细胞遗传病，如肿瘤等。

二、遗传性疾病的特点

遗传性疾病在临床上具有下列特点。

（一）遗传病的数量分布

患者在亲代和子孙中是以一定数量比例出现的，即患者与正常成员之间有一定的数量关系。

（二）遗传病的传播方式

一般则以"垂直方式"出现，这在显性遗传方式的疾病中特别突出。

（三）遗传病的先天性

遗传病往往具有先天性特定，即生来就有，但不是所有先天性疾病都是遗传病。

（四）遗传病的家族性

遗传病往往具有家族性，即疾病的发生具有家族聚集现象；但不是所有家族性疾病都是遗传的，也可能受共同的生活、饮食因素影响。

（五）遗传病的传染性

通常认为遗传病不具有传染性，为垂直传递而非水平传递。但是近期研究发现人类朊蛋白病则是既具有遗传性又具有传染性的疾病。

三、遗传性疾病的分类

人类遗传性疾病的种类繁多，可以按照人体系统分类，如神经系统遗传病、心血管系统遗传病等；也可以按照遗传方式分类，如常染色体显（隐）性遗传病、性染色体显（隐）性遗传病等。目前一般将人类遗传病划分为以下五类。

（一）单基因病

单基因病（single gene disorder；monogenic disorder）由单个基因突变所致。又因为它们符合孟德尔遗传方式，所以也称为孟德尔式遗传病。人类单基因遗传病至少有 6635 种，而其中许多致病基因已经明了。这种突变可发生于一条染色体中，而呈常染色体（或性染色体）显性遗传；也可同时发生于两条染色体上，而呈常染色体（或性染色体）隐性遗传。单基因病较少见，发生率较高时也仅为 1/500，但危害性很大。

（二）多基因病

多基因病（polygenic disorder；multifactorial disorder；complex disease）包括那些有一

定家族史但没有单基因性状遗传中所见到的系谱特征的一类疾病，如先天性畸形及常见的遗传易感性疾病（高血压、动脉粥样硬化、糖尿病、哮喘、自身免疫性疾病、老年痴呆、癫痫、精神分裂症、类风湿关节炎、智力发育障碍等）。这类疾病由遗传因素和环境因素共同作用而引发。

（三）染色体病

染色体病（chromosomal disorder）是指染色体结构或数目异常引起的一类疾病。从基因角度来说，这类疾病涉及一个或多个基因结构或数量的变化。因此，这类疾病对个体的危害往往大于单基因病和多基因病。

（四）体细胞遗传病

单基因病、多基因病和染色体病的遗传异常发生在人体所有细胞包括生殖细胞（精子和卵子）的 DNA 中，并能传递给下一代，而体细胞遗传病（somatic cell genetic disorder）是由于体细胞基因突变引起的。这类疾病包括恶性肿瘤、自身免疫缺陷病等，而经典的遗传病的概念，并不涵盖这一类疾病。

（五）线粒体遗传病

线粒体是人体细胞中除细胞核之外唯一含有 DNA 的细胞器。线粒体 DNA 发生突变引发的疾病称为线粒体遗传病（mitochondrial disorder）。线粒体遗传病遵循母系遗传方式。随着对线粒体 DNA 研究的深入，线粒体遗传病正在引起人们的逐步重视。

第二节　单基因遗传病

单基因遗传病简称单基因病，是一类涉及单个基因即一对等位基因突变所致的疾病，可按遗传方式分为：常染色体显性遗传、常染色体隐性遗传、X 染色体显性遗传、X 染色体隐性遗传和 Y 染色体连锁遗传。

致病基因有显性和隐性之分，其区别在于杂合状态（Aa）时，是否表现出相应的性状或遗传病。假定 A 为显性基因（dominant gene），杂合状态（Aa）时，只有基因 A 控制的性状表现出来，呈现出某种临床症状，而基因 a 的作用没有表达出来，则基因 a 称为隐性基因（recessive gene）。临床症状是表现出来的性状，称为表现型或表型（phenotype）。若杂合子（Aa）能表现出与显性基因 A 有关的性状或遗传病，其遗传方式称为显性遗传（dominant inheritance）。杂合子（Aa）不能表现出与隐性基因 a 有关的性状或遗传病，或者只有纯合子（aa）才表现出性状或遗传病时，其遗传方式称为隐性遗传（recessive inheritance）。

一、常染色体显性遗传病

一种遗传性状或遗传病相关的基因位于常染色体上，其性质是显性的，这种遗传方式称为常染色体显性遗传（autosomal dominant inheritance，AD）。由这种致病基因导致的疾病称为常染色体显性遗传病。常染色体显性遗传病可以分为：完全显性遗传、不完全显性遗传、共显性遗传、不规则显性遗传和延迟显性遗传五种类型。

（一）完全显性遗传

凡是致病基因杂合状态（Aa）时，表现出像显性纯合子（AA）一样的显性性状或遗传病者，称为完全显性（complete dominance）。

短指（趾）症（brachydactyly）是完全显性遗传的典型例子。本症为较常见的手（足）部畸形，因指骨或掌骨短小，或指骨缺如，导致手指（趾）变短。患者有短指（趾），正常人没有短指（趾），这是不同的表现型。

控制各种表现型的遗传物质称为基因型或遗传型（genotype）。基因型有两种形式：纯合子（homozygote）和杂合子（heterozygote）。短指（趾）症患者的基因型为 AA 或 Aa，正常人的基因型为 aa。等位基因 Aa 的人，两个基因不同，称为杂合子。一对基因相同（aa 或 AA）者，称为纯合子（homozygote）。因为 A 对 a 是显性的，基因 A 的作用在杂合子时表现出来，所以短（趾）指症的遗传方式是常染色体显性遗传。

常染色体显性遗传病有两种可能的基因型：纯合子（AA）和杂合子（Aa）。短指（趾）症的这种基因型的临床表现无区别，所以为完全显性。根据不同亲属关系的基因比例（见表 4-1），当杂合子患者（Aa）和正常人（aa）婚配时，后代中短指（趾）症患者与正常人的比例应为 1：1，也就是说，后代将有约 1/2 子女发病，当两个短指（趾）症杂合子（Aa）患者婚配时，其后代约 3/4 的子女将发病，只有约 1/4 子女正常。

表 4-1　不同亲属关系的基因比例

亲属关系	基因比例
单卵双生	1
一级亲属（异卵双生、双亲、同胞、子女）	1/2
二级亲属（祖父母、叔、伯、舅父、侄子女、孙子女）	1/4
三级亲属（表堂兄妹、曾祖父母、曾孙子女）	1/8

（二）不完全显性遗传

当杂合子（Aa）的表现型较纯合子（AA）轻时，这种遗传方式称为不完全显性（incomplete dominance）或半显性（semi-dominance），又称中间型遗传（intermediate inheritance）。出现这种现象的原因是杂合子（Aa）中的显性基因 A 和隐性基因 a 的作用都得到一定程度的表达，而临床表现是两者综合作用的结果。如：β-地中海贫血的纯合子（βOβO）的病情严重，杂合子（βOβA）病情较轻，而正常人（βAβA）无症状。

（三）共显性遗传

当一对常染色体上的等位基因，彼此间没有显性和隐性之区别，在杂合状态时，两种基因都能表达，分别独立地产生基因产物，这种遗传方式称为共显性遗传（co-dominance inheritance）。

最常见的共显性遗传例子是 ABO 血型的遗传。ABO 血型决定于一组复等位基因

（multiple alleles）。

复等位基因是指在一个群体中，一对特定的基因座位上有多种等位基因；而对于每一个人来说却只能具有其中的任何两个等位基因。复等位基因产生的基础是一个基因发生多种突变，产生了多种基因型的结果。

ABO 血型的基因定位于 9q34，有 IA、IB、i 等 3 种等位基因。等位基因 IA 和 IB 对基因 i 均为显性。基因型 IAIA 和 IAi 都决定红细胞膜上抗原 A 的产生，这类个体为 A 型血；基因型 IBIB 和 IBi 都决定红细胞膜上抗原 B 的产生，这类个体为 B 型血；基因型 ii 决定 H 物质的产生而不产生抗原 A 和抗原 B，这类个体为 O 型血。就 IA、IB、i 这一组复等位基因来说，复等位基因的数目是 3 个，所以共有 6 种基因型（IAIA、IAIB、IAi、IBIB、IBi 和 ii）。由于是共显性时，所以有 4 种表现型（A、B、O 和 AB）。如果纯合子（IAIA）A 型血的人与纯合子（IBIB）B 型血的人结婚只能出生杂合子（IAIB）AB 型血的子女；如果两个杂合子（IAIB）AB 型血的人结婚则会导致 1（IAIA）:2（IAIB）:1（IBIB）的比率，这样，3:1 的比值就被 1:2:1 的比值所代替，这是 2 个等位基因共显性的结果（见表 4-2）。血型的遗传规律性在亲子鉴定、器官移植和输血配型中具有重要意义。

表 4-2   双亲和子女之间 ABO 血型的遗传关系

双亲的血型	子女中可能出现的血型	子女中不可能出现的血型
A × A	A、O	B、AB
A × O	A、O	B、AB
A × B	A、B、AB、O	—
A × AB	A、B、AB	O
B × B	B、O	A、AB
B × O	B、O	A、AB
B × AB	A、B、AB	O
AB × O	A、B	AB、O
AB × AB	A、B、AB	O
O × O	O	A、B、AB

（四）不规则显性遗传

一般情况下，拥有显性基因的个体应该发病；但由于某种原因，有些杂合子（Aa）并不发病，有时表现程度可能有差异，这种情况称为不规则显性（irregular dominance）。

这些不表现出显性性状的个体称为顿挫型（forme fruste），即本身虽具有致病显性等位基因却不表现出疾病性状，但可以把显性致病等位基因传递给后代而导致发病。促使这种现象发生的可能原因是受修饰基因的影响而不表现出临床症状，失去了显性基因的特点。

修饰基因（modified gene）是指本身没有表型效应，但能影响主基因的功能，使主基因的表型不完全或削弱主基因的作用，从而出现各种表现度和不完全的外显率。多指（趾）症 AI 型属于不规则显性遗传性疾病。

（五）延迟显性遗传

有些显性遗传病并非出生后即表现出来，而是到较晚期才出现症状，这种情况称为延迟显性（delayed dominance）。

延迟显性的特点是最年轻一代的患者比例常常不足 1/2。如：亨廷顿舞蹈症（Huntington chorea）属于此类疾病。此病的致病基因位于 4p16.3。杂合子（Aa）在 20 岁时只有 1% 发病，40 岁有 38% 发病，到了 60 岁则有 94% 发病。年龄对这类疾病的发病起一定的作用。本病杂合子个体发育早期，致病基因并不表达，但到一定年龄后，致病基因的作用才逐步表达出来。

二、常染色体隐性遗传病

控制遗传性状或遗传病的基因位于常染色体上，其性质是隐性的，在杂合状态时不表现相应性状，只有隐性基因纯合子（aa）方得以表现，这种遗传方式称为常染色体隐性遗传（autosomal recessive inheritance，AR）。由这种致病基因所引起的疾病称为常染色体隐性遗传病。

白化病（albinism）、先天性聋哑、苯丙酮尿症等属于常染色体隐性遗传病。白化病患者全身黑色素细胞均缺乏黑色素，所以皮肤、毛发呈白色。本病患者只有当一对等位基因是隐性致病基因纯合子（aa）时才发病，所以患者的基因型都是纯合子（aa）。当一个个体为杂合状态（Aa）时，虽然本人不发病，但系致病等位基因的携带者（carrier），能将致病等位基因 a 传给后代。因此，患者父母双方都应是致病基因（Aa）的肯定携带者（obligatory carrier）。如果两个杂合子（Aa）婚配，后代子女患者（aa）占 1/4，表型正常者占 3/4。表型正常的人中 1/3 基因型为纯合子（AA），2/3 为杂合子（Aa），是致病基因的可能携带者（probable carrier）。

三、性染色体遗传病

性染色体上的基因所控制的遗传性状或遗传病，在遗传上总是与性别相关的。目前已知的性连锁遗传的致病基因大多在 X 染色体上，与性别相关联的遗传方式称为性连锁遗传（sex-linked inheritance）。

（一）X 连锁遗传

1. X 连锁显性遗传

一些性状或遗传病相关的基因位于 X 染色体上，其性质是显性的，这种遗传方式称为 X 连锁显性遗传（X-linked dominant inheritance，XD），这种疾病称为 X 连锁显性遗传病。目前所知 X 连锁显性遗传病不足 20 种，如：抗维生素 D 佝偻病、色素失调症、高血氨症Ⅰ型、口面指综合征Ⅰ型等。

由于致病基因是显性的，并位于 X 染色体上，因此，不论男性（$X^A Y$）和女性（$X^A X^a$、$X^A X^A$），只要有一个这种致病基因 X^A 就会发病。与常染色体显性遗传的不同之处在于，女性患者既可将致病基因传给儿子，又可以传给女儿，且机会均等；而男性患者只能将致病基因传给女儿，不传给儿子。由此可见，女性患者多于男性，大约为男性的 1 倍。另外，从临床上看，女性患者大多数是杂合子，病情一般较男性轻，而男性患者病情较重。

抗维生素 D 佝偻病（vitamin D resistant ricket，VDRR）的基因定位于 Xp22.2-22.1。VDRR 是一种以低磷血症导致骨发育障碍为特征的遗传性骨病。患者主要是肾远曲小管对磷的转运机制有障碍，因而尿排磷酸盐增多，血磷酸盐降低而影响骨质钙化。患者身体矮小，有时伴有佝偻病等各种表现。患者用常规剂量的维生素 D 治疗不能奏效，故称为抗维生素 D 佝偻病。从临床观察，女性患者的病情较男性患者轻，多数只有低血磷，佝偻症状不太明显，表现为不完全显性，这可能是女性患者多为杂合子，其中正常 X 染色体的基因还发挥一定的作用。

男性患者（X^AY）与正常女性（X^aX^a）结婚，所生子女中，儿子全部正常，女儿全部发病；女性患者（X^AX^a）与正常男性（X^aY）结婚，子女中正常者与患者各占 1/2。

2. X 连锁隐性遗传

一种性状或遗传病有关的基因位于 X 染色体上，这些基因的性质是隐性的，并随着 X 染色体的行为而传递，其遗传方式称为 X 连锁隐性遗传（X-linked recessive inheritance，XR）。

以隐性方式遗传时，由于女性有 2 条 X 染色体，当隐性致病基因在杂合状态（X^AX^a）时，隐性基因控制的性状或遗传病不显示出来，这样的女性表型正常，但她是致病基因的携带者。只有当 2 条 X 染色体上等位基因都是隐性致病基因纯合子（X^aX^a）时才表现出来。在男性细胞中，因为只有 1 条 X 染色体，Y 染色体上缺少同源节段，所以只要 X 染色体上有 1 个隐性致病基因（X^aY）就可发病。男性的细胞中只有成对的等位基因中的 1 个基因，故称为半合子（hemizygote）。

Duchenne 肌营养不良、红绿色盲、鱼鳞癣、眼白化病、无丙种球蛋白血症、肾性尿崩症、血友病 B、葡萄糖 -G- 磷酸脱氢酶（G-6-PD）缺乏症等均属于 X 连锁隐性遗传病。色盲有全色盲（achromatopsis）和红绿色盲（dyschromatopsia of the protan and deutan）之分。前者不能辨别任何颜色，一般认为是常染色体隐性遗传；后者最为常见，表现为对红绿色的辨别力降低，呈 X 连锁隐性遗传，致病基因定位于 Xq28。

（二）Y 连锁遗传

如果致病基因位于 Y 染色体上，并随着 Y 染色体而传递，故只有男性才出现症状。这类致病基因只由父亲传给儿子，再由儿子传给孙子，女性是不会出现相应的遗传性状或遗传病，这种遗传方式称为 Y 连锁遗传（Y-linked inheritance）。由于这些基因控制的性状，只能在雄性个体中表现，这种现象又称为限雄遗传（holandric inheritance）。

迄今报道的 Y 连锁遗传病及异常性状仅十余种。我国发现一个视网膜色素变性的家系（4 代共 26 人），8 例患者均为男性，女性正常且后代亦无患者，很可能属 Y 连锁遗传。另外耳道多毛症大多呈 Y 连锁遗传。

第三节　多基因遗传病

一些常见的先天畸形（congenital malformation）和其他常见但病因复杂的疾病，其发病率一般都超过 1/1000，疾病的发生都有一定的遗传基础，并常出现家族倾向。但这些疾病不是单基因遗传，患者同胞的发病率不遵循 1/2 或 1/4 的规律，大约仅为 1%~10%。这些疾病有多基因遗传基础，故称为多基因病（polygenic disease）。正因为它们的遗传基础很复杂，且受到环境因素的影响，故这类疾病又称为遗传易感性疾病或遗传倾向性疾病。

（一）易患性与发病阈值

在多基因遗传病中，个体的发病与遗传因素和环境因素均相关。由遗传基础决定一个个体患病的风险称为易感性（susceptibility）。遗传因素和环境因素共同作用决定一个个体是否易于患病的基础，称为易患性（liability）。

易患性的变异与多基因遗传性状一样，在群体中呈正态分布，即群体中大多数个体的易患性近似平均值，易患性很高或很低的都很少。当一个个体的易患性达到一定程度，即阈值（threshold）时，这个个体就要患病。因此，易患性的变异在群体中的分布就被阈值分为两部分：大部分为正常个体，小部分为患者。阈值代表在一定条件下患病所必需的、最低的易患基因的数量。

（二）遗传率

遗传率或遗传度（heritability）是指在疾病发生中，遗传基础所起作用的大小。遗传率用于衡量多基因遗传中遗传因素与环境因素两者的相对作用大小。遗传率一般用百分率（%）来表示。一种遗传病如果完全由遗传基础决定，其遗传率就是 100%。在多基因病中，遗传率可高达 70%~80%，这表明其遗传基础在决定易患性变异和发病上起着重要作用，而环境因素的影响较小；反之，遗传因素则是次要的。

一、先天畸形

（一）先天畸形的概念

先天畸形（congenital anomaly；malformation）又称出生缺陷（birth defect），是指由胚胎发育紊乱引起的形态、结构、功能、代谢、精神或行为等方面的异常。先天畸形可由遗传因素、环境因素或两者的相互作用而致。

近年来，人类生活环境受到不同程度污染，促使人类先天畸形的发生呈明显的增长趋势。因此，控制人类先天畸形的环境危险因素显得尤为重要。大约 2% 的新生儿存在严重的畸形，但多数尚能存活，其中很多畸形，如泌尿生殖系统、脊椎和心脏的缺陷，在童年或青少年时已可鉴别诊断。

常见的先天畸形有脊椎裂、腭裂、唇裂、短指或缺指、先天性心脏病、先天性幽门狭窄、先天性髋脱臼、先天性肾缺乏、先天性巨结肠症等。

（二）先天畸形的遗传因素

先天畸形的病因既有遗传因素，也有环境因素，还有两者之间的共同作用。遗传因素有染色体畸变、单基因遗传、多基因遗传等。由遗传因素和环境因素引起的先天畸形属于多基因遗传。由遗传因素和环境因素共同引起的畸形是最常见的。在所有先天畸形中至少有40%的确实原因目前尚不清楚。先天畸形中，当遗传因素起决定作用时，也常由环境因素诱发了基因突变或染色体畸变；同时，当环境因素起决定作用时，畸形的发生常与母体和胎儿的基因型有关。可见遗传或基因因素在先天畸形发生中的基础作用。

先天畸形的子女受累风险明显高于一般群体（见表4-3），了解这一特点对于优生优育非常重要。研究发现，先天畸形的发生与多种基因异常有关，如：发育调节基因、转录因子类基因、原癌基因、抑癌基因、生长因子及其受体基因、蛋白激酶C相关基因、同型半胱氨酸代谢相关基因等有关。

表4-3　多基因遗传畸形患者子女受累的风险与一般群体的发病率

畸形类型	子女受累风险（%）	一般群体发病率（%）
先天性巨结肠	2.00	0.02
尿道下裂	6.00	0.80
马蹄内翻足	1.40	0.13
先天性髋关节脱位	4.30	0.07
室间隔缺损	4.00	0.20
先天性幽门狭窄	4.00（受累父亲） 13.00（受累母亲）	0.30
腭裂	6.20	0.04
脊柱裂	2.00	0.30

（三）先天畸形的环境因素

有多种环境因素可引起先天畸形。

1．物理因素

X射线、同位素和其他外源性离子辐射对分裂细胞具有影响，包括杀伤细胞、抑制有丝分裂、改变细胞的正常迁移和彼此联系，以及造成染色体畸变和基因突变等。

受精卵在植入前期受到大剂量照射可出现胚胎死亡，这是由于致死性染色体畸变或细胞分化受损所致。离子电磁辐射有较强的致畸作用。紫外线对DNA修复机制有缺陷的患者是一种致突变因子。诊断性X线检查对胎儿的危害不大，但剂量较大的治疗用X线有致畸的危险。

2．化学因素

有多种药物发现有致畸作用。四环素类抗生素可与骨盐形成复合物，使牙变色；链霉素可致胎儿耳聋。麻醉药苯妥英钠可导致轻、中度生长发育及智力障碍。抗癫痫药三甲双酮会造成胎儿智力低下、发育缓慢、面部发育不良、唇腭裂、房间隔缺损、两性畸形等。妊娠期妇女服用抗凝剂丙酮苄羟香豆素，可引起胎儿软骨发育不良，多表现为低出生体重及智力低下，中枢神经系统异常。抗叶酸剂氨基蝶呤也可造成胎儿多发畸形。激素类药物去甲睾丸酮衍生物用于避孕时，可使女胎男性化；雌激素复合物氯蔗酚胺可致畸，使非整倍体增加，可出现椎骨、心脏、肢体的畸形；皮质激素有诱发缺肢、先天性心脏病的危险；胰岛素可使神经管缺陷增多，还可造成先天性心脏病和肢体缺陷。因此，妊娠期妇女用药必须慎重。

3．生物学因素

有多种病毒感染可引起先天畸形。主要的病毒有风疹病毒、巨细胞病毒、水痘病毒及单纯疱疹病毒 B。另外弓形虫等寄生虫感染也可致畸。由此可见，生物学因素在致先天性畸形中也是较重要的因素。由于病毒是引起感冒的主要原因，所以妊娠期妇女在妊娠初期（3 个月内）应尽量避免感冒。

二、常见的遗传易感性疾病

成人许多常见的慢性病、多发病，如原发性高血压、糖尿病、动脉粥样硬化、冠心病、精神分裂症、哮喘病等都属于多基因病。这类疾病的发病是由遗传因素和环境因素共同作用的结果。当在任何一个个体中，有特殊的多种致病基因共同作用时，潜在发病危险性就大。当一个个体继承了致病基因的组合超过"危险阈值"时，环境因素就可决定疾病的表现和严重程度。家庭成员患同一种疾病时，该个体必须继承相同或极相似的基因组合，这种情况发生的可能性在一级亲属中明显大于较远的亲属。

多基因遗传的易患性必须服从于基因控制特定功能的特异蛋白质合成这个基本事实。

（一）冠状动脉粥样硬化性心脏病

冠状动脉粥样硬化性心脏病，简称冠状动脉性心脏病或冠心病，有时又被称为冠状动脉病（coronary artery disease，CAD）或缺血性心脏病，指由于冠状动脉粥样硬化导致心肌缺血、缺氧而引起的心脏病。动脉粥样硬化可引起多种病症，而 CAD 是动脉粥样硬化导致器官病变的最常见类型。CAD 大多数病例为有明显环境因素作用的多基因遗传病。CAD 不仅具有基因病因，而且还伴有许多其他非遗传性和遗传风险因素。

1．遗传因素

男性、家族史、高脂血症、高血压、糖尿病、肥胖症等是引起 CAD 的危险因素。

（1）年龄因素。CAD 多见于 40 岁以上的中老年人，49 岁以后进展较快，心肌梗死与冠心病的猝死发病与年龄成正比。

（2）性别因素。年轻的男性患者比年轻的女性患者多，但绝经后的女性以及年过 60 的妇女，其罹患冠状动脉病的危险就与男性相近，甚至大于男性。CAD 患者大多在 45 岁以上，男性有较高的风险，这在群体和受累家族中都是如此；而当女性为先证者时，其亲属中的再发风险较高（见表 4-4）。

表 4-4 冠心病男女性先证者与死亡风险关系

亲属关系	死亡风险
男性先证者的男性亲属	1/12
男性先证者的女性亲属	1/36
女性先证者的男性亲属	1/10
女性先证者的女性亲属	1/12

（3）基因因素。研究发现，肥胖冠心病患者载脂蛋白 E（apolipoprotein E）$\varepsilon 4$ 等位基因频率较健康人增高，且具有升高总胆固醇的作用，而 ApoE $\varepsilon 2$ 等位基因则有降低总胆固醇、低密度脂蛋白胆固醇的作用。

从一个有 13 名冠心病患者（其中 9 人曾发生过心肌梗死）的家系的研究发现，肌细胞增强因子（myocyte enhancer factor-2A，*MEF2A*）的转录因子基因的 7 个密码子的缺失会导致 CAD 和心肌梗死（myocardial infarction，MI），它呈常染色体显性遗传。

（4）疾病因素。如果患有糖尿病或高血压，将增加患冠状动脉病的危险。男性糖尿病患者罹患冠状动脉病的几率，是其他男性的 2 倍；女性糖尿病患者罹患冠状动脉病的几率，则是其他妇女的 5 倍。有高血压表示心脏需加倍工作，心脏病发作的机会也更高。血压升高也可以是冠心病的独立危险因素。高血压病患者患本病的几率是血压正常者的 4 倍。

（5）体重因素。体重超重，患冠心病的可能性就比体重正常的人要大。体重超重大于 20% 的人心脏病发作的可能性比体重正常者高 3 倍。

（6）血脂因素。血液中的脂肪称为血脂。由于遗传因素，或脂肪摄入过多，或脂质代谢紊乱可导致血脂异常。如总胆固醇、甘油三酯、低密度脂蛋白胆固醇增高与本病有关，而高密度脂蛋白降低者易患本病。血胆固醇量每 100 毫升最好低过 200 毫克（5.2mmol/L）；含量越高，危险性就越高。因此，为早期预防疾病，中老年人应每年检查一次血脂。

2. 环境因素

吸烟、不活动、精神紧张等非遗传因素增高了患 CAD 的风险。

统计表明，吸烟者罹患这类疾病的可能性比不吸烟者至少大 2 倍，且与每日吸烟支数成正比。在 35~45 岁的年龄中，吸烟者死于 CAD 的人数是不吸烟者死于 CAD 人数的 5 倍以上。

常进较高热量的饮食，较多的动物脂肪、胆固醇者易患本病。同时食量大者也易患本病。

如果是从事久坐不动的工作，罹患冠状动脉病的可能性就比从事包括体力劳动在内的工作者要大。缺少运动者心脏病发作的机会比经常运动者高出 2 倍。

持久的精神压力是公认的致病因素之一。脑力劳动者精神紧张程度大于体力劳动者，经常有紧迫感的工作者也较易患病。

以上因素中，血压过高、体重超标和胆固醇过高是引发 CAD 的最大危险因素。

（二）高血压病

1. 血压

血压（blood pressure，BP）是指血管内的血液对血管壁的侧压力。由于心脏的搏动推动血液流动，流动力与阻力相互作用的结果形成血压。血压是重要的生命体征。

心脏在收缩期射出的血液推进的力量大，因此收缩期动脉血压升高到最高值，此时的血压称为收缩压。心脏舒张期就停止射血，血液依靠主动脉的弹性推血前进，动脉血压降到最低值，此时的血压称为舒张压。血压值受多种因素的影响，情绪激动、紧张和运动等均可使血压暂时升高。

根据世界卫生组织（World Health Organization，WHO）1999 年制定的标准（见表 4-5），正常血压为 ≤ 18.7/12kPa（140/90mmHg）。

表 4-5　世界卫生组织制定的血压水平标准与分类

分　类	收缩压（mmHg）	舒张压（mmHg）
理想血压	＜120	＜80
正常血压	＜130	＜85
正常偏高血压	130~139	85~89
高血压 1 级（轻度）	140~159	90~99
亚组：临界	140~149	90~94
高血压 2 级（中度）	160~179	100~109
高血压 3 级（重度）	≥180	≥110
单纯收缩期高血压	≥140	＜90
亚组：临界	140 ~ 149	＜90

2．高血压和高血压病

高血压和高血压病是两个不同的概念。

高血压只是某些疾病中可能出现的一个症状，不是独立的一个病。它像头痛和发热一样是一种常见的临床表现。情绪激动、其他疾病（如：急性肾小球肾炎、肾动脉狭窄等）和服用某些药物均可引起血压升高。

高血压病是排除症状性高血压后，找不到发病的决定性原因的高血压，又称原发性高血压。血压高的患者中约 97% 为原发性高血压，另 3% 为继发性高血压（即由其他疾病引起的血压升高）。

高血压病是最常见的心血管疾病，是全球性的重大公共卫生问题之一。伴随着经济的飞速发展和人民生活水平的提高，我国高血压发病率也已由 1959 年的 5.11% 增加到 2002 年的 18.8%。原卫生部估算，全国高血压患病人数已经超过 2 亿，在部分沿海城市的患病率已接近甚至超过发达国家水平。据世界卫生组织预测，至 2020 年，非传染性疾病将占我国死亡原因的 79%，其中心血管病将占首位。高血压是多因素疾病，临床治疗中应根据患者的临床表现、遗传、社会和个性背景，因人而异地作出最佳选择。

3．高血压病的遗传因素

高血压病是一种复杂的多基因遗传病。高血压病具有家族聚集现象和复杂的遗传方式，其遗传率约为 30%~60%，以多基因遗传为主。

据调查发现，许多高血压病患者有家族史。父母双方一方有高血压者，其子女要比双亲均无高血压的子女的高血压患病率高出 1.5 倍；双亲均有高血压者，则其子女的高血压患病率要高 2~3 倍。

分子遗传学研究表明，高血压病与 2 个重要的基因——血管紧张素转化酶（angiotensin converting enzyme，ACE1）基因和血管紧张素原（angiotensinogen，AGT）基因有关。ACE1 的产物是血管紧张素Ⅱ（angiotensinⅡ），它与血管的构建和细胞生长有关，并决定血压、体液和离子的稳定性。血管紧张素原是血管紧张素Ⅱ的前体，AGT 表达的增加，也致随血管紧张素Ⅱ相应提高。某些激素对血压的影响也是通过血管紧张素原而实现的。

德国科学家宣布，他们找到了导致人体肥胖和高血压的一种新基因。德国科学家发现

"G-肮"的基因会导致血管狭窄和其他症状，并引发高血压和肥胖症，进而造成心肌梗死、脑卒中或肾衰竭。

有研究认为，人类白细胞抗原（human leukocyte antigen，HLA）基因 B75、DR1 和 DQ7 与遗传性高血压显著相关。

有高血压家族史的人，又有不良嗜好和不良的刺激，易发生高血压。但如果养成良好的生活习惯，如少吃盐、不吸烟、不饮酒、不肥胖，可以极大程度地避免罹患高血压的风险。

4. 影响高血压病发病的其他因素

肥胖，性格因素，精神、神经因素，膳食因素，吸烟，职业因素等也与高血压病有密切关系。

（1）肥胖。肥胖者体内血容量增高，肾上腺素活性增高。在高血压患者群中 30% 以上属于肥胖。中国人群平均体重指数（kg/m^2）中年男性约为 21~24.5，中年女性约为 21~25，人群体重指数的差别对人群的血压水平和高血压患病率有显著影响。如：我国人群的血压水平和高血压患病率北方高南方低，地区差异很大，与人群体重指数的差异相平行。

（2）性格因素。易急躁、易发怒、易激动的人更容易罹患高血压病。这是由于这些人体内的肾上腺素、去甲肾上腺素、多巴胺等水平明显高于正常人。

（3）精神、神经因素。长期处于精神紧张状态或常受到精神刺激的人易患高血压病。这些人包括飞机驾驶员、脑力劳动者和汽车司机。

（4）膳食因素。食盐摄入过多是引起高血压病最常见、最重要的原因之一。北方人口味比南方人重，所以高血压的发病率北方人比南方人高一些。WHO 建议每日食盐摄入量控制在 6g 以下，大约相当于一个三口之家每月食用 500g 左右盐。饮酒过量、长期喝咖啡、缺钙、过食油腻食物等膳食因素也可引起高血压病。

（5）吸烟。烟草中含有烟碱、尼古丁和微量元素镉（Cd）等可使血管活性物质升高，诱发血管痉挛，引起血压升高。

（6）职业因素。从事脑力劳动、紧张工作和长期接触噪声的人易患高血压病。

（三）糖尿病

1. 糖尿病的定义

糖尿病（diabetes mellitus，DM）是由于体内胰岛素分泌量不足或胰岛素效应差，葡萄糖不能进入细胞内，导致血液中的葡萄糖升高、尿糖增加的一种内分泌疾病。

糖尿病的典型症状是"三高一低"，即：多饮、多食、多尿和体重减轻。

糖尿病是继心血管疾病和恶性肿瘤之后的第三大非传染性疾病，为世界第 5 位死亡主因，而且现在的糖尿病有扩大化和年轻化的倾向。糖尿病一旦发生，目前不能根治，不仅降低患者的生活质量，而且给社会、家庭和个人带来沉重的经济负担和精神负担。

由于糖尿病本身及其合并症对人们的身心健康危害越来越大。因此，我们有必要让更多的人了解它，寻找更好的药物和治疗方法来攻克这一世界难题。

2. 糖尿病的诊断

成人正常空腹血糖值为 3.9~6.0mmol/L。糖尿病危险人群（肥胖人、老年人、有糖尿病家族史者、高血压患者、高血脂患者、有妊娠糖尿病史者、应激性高血糖患者等），或有糖尿病症状（多尿、乏力、口渴、体重降低、皮肤瘙痒或反复感染等），空腹血糖 > 7.0 mmol/L，或者任一次血糖值 > 11.1 mmol/L，可诊断为糖尿病。

3. 糖尿病的分型

目前将糖尿病分为 3 型。

（1）1 型糖尿病。这类糖尿病曾称 I 型糖尿病或胰岛素依赖型糖尿病（insulin-dependent diabetes mellitus，IDDM），属于自身免疫性疾病。该型患者血浆胰岛素水平低于正常低限，体内胰岛素绝对不足，必须依赖外源性胰岛素治疗。多见于儿童和青少年，常有糖尿病家族史，起病急，症状较重。

（2）2 型糖尿病。这类糖尿病曾称 II 型糖尿病或非胰岛素依赖型糖尿病（non insulin-dependent diabetes mellitus，NIDDM），多为自主神经类型。这是最常见的糖尿病类型，占全世界糖尿病患者总数的 90%，在我国占 95%。发病年龄多见于中、老年人，起病较慢，症状较轻或没有症状，不一定依赖胰岛素治疗。

（3）其他型糖尿病。往往是其他疾病的伴随症状或并发症。如：感染性糖尿病、妊娠糖尿病、药物及化学制剂引起的糖尿病、内分泌疾病伴发的糖尿病、胰腺疾病伴发的糖尿病等。

4. 糖尿病的遗传因素

遗传因素在糖尿病发病机理方面的重要性，已越来越受到人们的关注。根据糖尿病遗传理论的最新进展，与糖尿病的遗传易感性有关的有孟德尔遗传、非孟德尔遗传和线粒体基因突变。

（1）孟德尔遗传。目前已知胰岛素基因突变、胰岛素受体基因突变、葡萄糖激酶基因突变、腺苷脱氨酶基因突变等多种单基因变异可引起 2 型糖尿病，并按孟德尔遗传。

由于胰岛素基因密码区的点突变，导致胰岛素肽链上氨基酸排列顺序异常。

胰岛素受体基因点突变目前已发现 40 余种，临床上可分为 A 型胰岛素抵抗、妖精容貌综合征等。

关于葡萄糖激酶基因突变，现已发现 20 余种点突变，与 2 型糖尿病的亚型，即成年发病型青少年糖尿病有关。

腺苷脱氨酶基因突变亦与成年发病型青少年糖尿病有关。

（2）非孟德尔遗传引起的糖尿病。目前认为，大多数 2 型糖尿病属非孟德尔遗传，系多基因—多因子遗传疾病。

（3）线粒体基因突变引起的糖尿病。这类糖尿病是最新的研究进展。这是目前国际上唯一能进行发病前正确预测的一类糖尿病，并认为线粒体基因突变糖尿病呈母系遗传，即家系内女性患者的子女均可能遗传到此突变基因而得病，但男性患者的子女均不得病。线粒体核苷酸 3243 位由 A 突变为 G，就会引起线粒体基因突变糖尿病。调查发现线粒体基因突变占糖尿病的 1.2%。我国在大城市已能进行线粒体基因突变糖尿病基因诊断，在基因水平诊断 2 型糖尿病亚型。

5. 糖尿病的常见危险因素

糖尿病的常见危险因素如下。

（1）饮食因素。能量物质摄入过多，膳食纤维、维生素、矿物质摄入过少，以及体力活动太少，等等，易引起肥胖。肥胖是诱发糖尿病的重要因素之一，超过理想体重 50% 者比正常体重者的糖尿病发病率高 12 倍。

大多数 2 型糖尿病患者体型肥胖，其中向心性肥胖引起的危险性更大。向心性肥胖指患者体内脂肪沉积是以心脏、腹部为中心而开始发展的一种肥胖类型。这种肥胖主要由脂肪细胞体积的肥大而非脂肪细胞数量的增生引起；这种肥大的脂肪细胞上胰岛素受体数目减少，易发生胰岛素抵抗，是发生糖尿病的重要指征。

肥胖时脂肪细胞膜和肌肉细胞膜上胰岛素受体数目减少，对胰岛素的亲和能力降低、体细胞对胰岛素的敏感性下降，导致糖的利用障碍，使血糖升高而出现糖尿病。

（2）生理病理因素。年龄增大、妊娠、高血压、高血脂等是糖尿病的危险因素。

超过 40 岁的人，如果有家族糖尿病史或肥胖，尤其容易患糖尿病。

妊娠期间雌激素增多，而雌激素一方面可以诱发自身免疫，导致胰岛 β 细胞破坏；另一方面，雌激素又有对抗胰岛素的作用。因此，多次妊娠可诱发糖尿病。分娩过巨大胎儿（体重超过 4.5 千克）、多次流产或死胎，但原因不清楚，应化验一下血糖和尿糖。

（3）感染。感染在糖尿病的发病诱因中占据非常重要的位置，特别是病毒感染是 1 型糖尿病的主要诱发因素。在动物研究中发现许多病毒（如：脑炎病毒、心肌炎病毒、柯萨奇 B4 病毒等）可引起胰腺炎，从而导致胰岛素分泌不足而引发糖尿病。

另外，病毒感染后还可使潜伏的糖尿病病情加重而成为显性糖尿病。

（4）环境因素。环境因素包括空气污染、噪音、社会的竞争等，这些因素容易诱发基因突变，突变基因随着上述因素的严重程度和持续时间的增长而越来越多，当突变基因达到一定程度（即"阈值"）时即诱发糖尿病。

三、遗传易感性疾病的特点

遗传易感性疾病是人类的多发病和常见病，是一大类严重危害人类健康的疾病。随着我国社会的进步和经济的快速发展，人民生活水平不断提高，人民的寿命延长了。因此，这类疾病的防治显得更加重要。

遗传易感性疾病的特点主要有以下六点。

1. 家族聚集倾向，但无明显的遗传方式

遗传易感性疾病是多基因遗传病，在系谱分析中可以发现它们不符合单基因遗传方式，同胞中发病率远低于 1/2 或 1/4，既不符合常染色体显性和隐性遗传，也不符合 X 连锁遗传，但这些疾病及其在子代的再发风险，表现出家族性聚集倾向。

2. 发病风险与亲属级别有关

随亲属级别的降低，患者亲属发病风险迅速下降。特别在发病率低的疾病中，这个特点更为明显。

3. 近亲婚配时，子女患病风险增高

由于近亲间含有相同基因的可能性大，造成致病基因的积累效应。因此，近亲婚配时，子女患病风险增高，但增高的程度不如常染色体隐性遗传显著。

4. 再现风险与病情严重程度有关

病情越重，再现风险越大，这说明遗传因素在病症发生中起着重要作用。

5. 发病风险与家庭中患者数有关

在一个家庭中患病的人数越多，则发病风险越高。这是由携带易感基因的人数多所致。

6. 若有性别差异，阈值也不同

当一种多基因病群体发病率在不同性别有明显差异时，表明不同性别的阈值高低是不同的。

发病率高的性别其阈值低，一旦患病，其子女的发病风险低；相反，发病率低的性别其阈值高，一旦患病，其子女的发病风险就高。这是因为发病率低的性别患者，只有带有相当的致病基因，才能超过较高的阈值而发病。如果已经发病，表明他（她）们一定携带着很多的致病基因，他（她）们的后代中发病风险将会相应增高，尤其是与其性别相反的后代。相反，发病率高的性别患者后代中发病风险将较低，尤其是与其性别相反的后代。例如先天性幽门狭窄患者，男性发病率是女性的 5 倍（男 0.005，女 0.001）。如为男性患者，儿子发病风险为 5.5%，女儿发病风险为 1.4%；相反，如为女性患者，她儿子的发病风险则增大到 19.4%，女儿风险也增大到 7.3%。

第四节　染色体病

一、人类染色体的基本特征

（一）染色体和染色质

染色体（chromosome）由核酸和蛋白质组成，是遗传物质的载体。染色体在细胞周期中经历凝缩和舒展的周期性变化。在细胞分裂中期染色体达到凝缩的高峰，形态恒定、轮廓清晰，是染色体观察的最佳时间。

染色质（chromatin）和染色体是同一物质在不同细胞周期，具有不同生理功能的不同表现形式。从细胞间期到细胞分裂期，染色质通过螺旋化凝缩成为染色体；而从细胞分裂期到细胞间期转化的过程中，染色体又解螺旋舒展成染色质。

（二）人类染色体的数目

人类体细胞是二倍体（2n），体细胞的染色体数目为 23 对，即 46 条。其中 44 条为常染色体，2 条为性染色体（X 和 Y）。正常男性染色体核型为 46，XY；而女性为 46，XX。

生殖细胞为单倍体，因此，精子的染色体为 22+X 或 22+Y；而卵子均为 22+X。一个配子（精子或卵子）的全部染色体称为染色体组（chromosome set），其上所包含的全部基因称为一个基因组（genome）。

每一对染色体由 2 条形态和功能均相同的染色体构成，它们分别来自父亲和母亲。因为它们在形态结构、大小及着丝粒位置等方面都相同，所以称为同源染色体（homologous chromosome）。在细胞分裂中期，每条染色体可分为 2 条完全相同的染色单体（chromatid），这就是人们常说的姐妹染色单体（sister chromatid）。在姐妹染色单体中含相同的一条 DNA 分子。2 条姐妹染色单体通过着丝粒（centromere）相连。染色体的长臂（q）和短臂（p）就是以着丝粒为界的。

二、染色体畸变

染色体畸变是指体细胞或生殖细胞内染色体发生异常，可分为数目畸变和结构畸变两大类。

以人的二倍体数目为标准，体细胞的染色体数目（整组或整条）的增加或减少，称为染色体数目畸变，可分为整倍性改变和非整倍性改变两种方式。

在体内外因素的作用下，染色体发生断裂，断裂片段未能在原位重接，即断裂片段移动位置与其他片段相接或丢失，则可引起染色体结构畸变，也称染色体重排。结构畸变主要包括缺失、重复、插入、易位、倒位等。

（一）染色体畸变发生的原因

1. 自发畸变

染色体畸变可以自发地产生，如在复制过程中发生错误，这种现象称为自发畸变。

2. 诱发畸变

染色体畸变也可以通过体内外物理因素、化学因素及生物因素的诱变作用而发生，这种现象称为诱发畸变。

3. 遗传引起

染色体畸变也还可从亲代遗传而来。遗传因素也可导致染色体畸变的发生，并且亲代生育年龄与下一代染色体异常的频率有极大的关系。当母亲孕育子女的年龄增大时，其子女发生非整倍体异常的频率要比一般人群高，如：孕母年龄大于 35 岁，则生育先天愚型的危险性就越高。

上述造成染色体畸变的原因中，最主要的是物理因素、化学因素和生物因素。总体而言，这些因素与导致基因突变的因素基本相同；但相较而言，引起染色体畸变的剂量或能量要大大超过引起基因突变的剂量或能量。

（二）染色体畸变的产生机制

1. 染色体数目畸变产生的机制

染色体数目畸变包括整倍体改变和非整倍体改变，其产生的机制存在差异。

（1）整倍体改变。整倍体改变是指染色体的数目变化时单倍体（n）的整倍数，即以 n 为基数，整倍地增加或减少。

超过二倍体的被称为多倍体，人体中常见的多倍体主要为三倍体和四倍体。

三倍体形成的机制主要为双雄受精或双雌受精；而四倍体的阐述机制主要为核内复制（在一次细胞分裂时，DNA 复制两次而细胞仅分裂一次）和核内有丝分裂（在细胞分裂时，染色体正常复制后，在分裂中期时由于核膜、纺锤体等异常未能正常分裂）。

（2）非整倍性改变。非整倍性改变是指一个体细胞的染色体数目增加或减少了一条或数条，这是临床上最常见的染色体畸变类型，可分为亚二倍体和超二倍体。

非整倍体产生的机制主要为在性细胞成熟过程或受精卵早期卵裂过程中，发生了染色体不分离或染色体丢失。

2. 染色体结构畸变产生的机制

染色体结构畸变临床上常见的有缺失、重复、易位、倒位、环状染色体、等臂染色体等。

染色体结构畸变的发生受多种因素的影响，如物理因素、化学因素、生物因素、遗传因素等。

染色体结构畸变产生的基本机制是染色体断裂后，断裂片段的错误重接。

三、染色体病

由染色体数目或结构异常引起的疾病称为染色体病，其实质是染色体上的基因或基因群的增减或易位影响了众多基因的表达和生物效应，因而妨碍了人体相关组织和器官的分化发育，最终造成机体形态和功能异常引起临床疾病。

由于染色体病通常涉及的基因较多，因此受累个体将出现先天性多发畸形、智力发育障碍、生长发育迟缓以及流产或死胎等临床症状。

按染色体的种类和表型特点，染色体病可大致分为三种：常染色体病、性染色体病和染色体异常携带者。

（一）常染色体病

常染色体病是由常染色体数目或结构异常引起的疾病，约占染色体病的 2/3。

通常情况下，常染色体病具有一些共同的临床表现，如智力低下、生长发育迟缓，可伴有五官、四肢、内脏与皮肤等方面的异常。

1. 常染色体病的类型

常染色体病包括三体综合征、单体综合征、部分三体综合征、部分单体综合征、嵌合体等。

常见的有 21- 三体综合征，18- 三体综合征次之，偶见 13 三体、5p- 综合征等。

2. 先天愚型

21- 三体综合征也称 Down 综合征（唐氏综合征），或先天愚型。

1866 年，英国医生 Langdon Down 首次描述了此病的症状表现，故以其姓氏命名 Down 综合征（Down syndrome，DS）。

1959 年，法国细胞学家 Lejeune 通过细胞生物学方法分析了 9 例先天愚型患儿经培养的成纤维细胞的染色体，证实了此病的病因是多了一条 G 组染色体（后来确定为 21 号），故此又称为 21- 三体综合征。

21- 三体综合征与人类最常见的一种染色体病，新生儿中的发病率约为 1/1000~2/1000。据估计我国目前约有 60 万以上的 21- 三体综合征患儿。

先天愚型的发生是父母年龄有一定的关系。随着女性生育年龄的推后，生育先天愚型患儿的几率也随之增加；尤其当女性的生育年龄大于 35 岁时，发生率显著增高。这可能是由于妊娠期妇女年龄增长，卵巢中的卵子累积的细胞学异常和基因突变也随着增加。与之类似，有研究也表明父亲的年龄也与本病的发生存在关联性，这可能是由环境污染导致的精子老化和（或）突变引起；当父亲年龄超过 39 岁时，出生患儿的风险将显著增高。

（1）21- 三体综合征的临床表现。21- 三体综合征患儿具有典型的临床特征，其主要临床表现为：①明显的智力发育异常。IQ 值在 20 到 60 之间，平均为 40~50。②生长发育迟缓。出生时身长、体重低于正常儿童。③特殊面容。小头、耳位低、眼距宽、外眼角上斜、鼻梁低平、口常张开、舌大且常外伸。④多发畸形。50% 伴有先天性心脏病，或伴有胃肠道畸形。⑤通贯掌。需要注意的是，上述是该病的典型症状，但不是所有患者均表现出上述所有特征，同时具备上述特征的患者是非常罕见的。

（2）21- 三体综合征的主要病因。其病因是患者多了一条 21 号染色体，即 21 三体。

（3）21-三体综合征的核型。该病的核型主要有 3 种类型：完全型、易位型和嵌合型。①完全型 21 三体：这是最常见的类型，患者的核型是 47，XX，+21 或 47，XY，+21；具有较典型的临床表现，发生率与母亲的年龄密切相关。②易位型 21 三体：这种类型与母亲年龄的相关性不大。该型核型较多，最常见的为 D/G 易位，如 46,XX（XY），-14，+t（14q21q）；其次为 G/C 易位，如 46，XX（XY），-21，+i（21q）和 46，XX（XY），　-22，+t（21q22q）。③嵌合型 21 三体：这型通常为 46，XX（XY）/47，XX（XY），+21。其临床症状取决于正常细胞和异常细胞之间的比例。

（二）性染色体病

性染色体病又称性染色体异常综合征，是指 X 或 Y 染色体发生数目或结构异常所引起的疾病。

常见的性染色体病有：①先天性睾丸发育不全综合征，即克兰费尔特综合征（Klinefelter syndrome），又称 XXY 综合征；②先天性卵巢发育不全综合征，即特纳综合征（Turner syndrome），又称 X 综合征；③脆性 X 染色体综合征；等等。

虽然正常个体体细胞中只有 1 对性染色体，但是由性染色体异常引起的性染色体病约占染色体的 1/3；新生儿中性染色体病的总发病率大约为 1/500。

性染色体病的临床表现与异常的性染色体类型有关。一般而言，由于 X 染色体存在随机失活现象、Y 染色体外显基因少，通常性染色体病的临床表现要比常染色体病要轻些。除特纳综合征及部分患者外，大多数性染色体病患者在婴幼儿期间无明显临床表现，直到青春期第二性征发育障碍或异常就诊才会发现。

（三）染色体异常携带者

染色体异常携带者通常表型正常，但细胞遗传学检查为染色体核型异常的人。个体的染色体物质总量基本上仍为二倍体，但部分染色体结构存在异常，即染色体异常携带者为表型正常的平衡的染色体结构重排者。

染色体异常携带者所携带的染色体结构重排类型主要为易位、倒位 2 类；具体的种类繁多，已记录有 1600 余种（我国有 1200 余种）；涉及的染色体位置广泛，几乎涉及每号染色体的每个区带。

染色体异常携带者共同的临床症状是本人正常，但是在孕育后代时遇到困难，通常是在婚后不育、流产、死产、新生儿死亡、生育畸形和智力低下儿童时进行细胞遗传学检查才发现。在不育或流产夫妇中，染色体异常携带者的检出率较高，可占 3%~6%。

据流行病学调查数据显示，欧美国家染色体异常携带者的频率为 0.25%，即 200 对夫妇中就有一对夫妻的一方为携带者；我国染色体异常携带者的频率为 0.47%，即 106 对夫妇中就有一对夫妻的一方为携带者。因为该部分个体具有隐匿性，因此对他们进行细胞遗传学检查，进行产前诊断，对防止染色体患儿的出生具有重要意义。

第五节 基因与肿瘤

一、肿瘤的基本知识

（一）肿瘤的概念

1. 肿瘤的概念

肿瘤（tumor）是机体在各种致病因素的作用下，局部组织的细胞异常增生而形成的新生物。这种新生物在多数肿瘤中常表现为局部的肿块。

2. 肿瘤组织细胞与正常组织细胞的区别

机体在正常情况下，各种组织、细胞总是在不断地新生、成长、衰老和死亡，以满足机体的主要生理需要。

在炎症、损伤修复等病理状态下，机体的组织、细胞针对一定的刺激也产生适应性的增生。此种类型增生的组织结构与细胞的形态具有原组织、细胞的功能，当引起增生的原因消除后，增生就会停止。由此可见，这种增生对机体是有利的。

正常的细胞一旦恶变为肿瘤细胞之后，其组织细胞的结构、形态与正常组织细胞的差别很大，前者代谢旺盛，生长速度快，呈相对无限止性生长。其功能也不具有正常组织、细胞的功能。当致瘤的因素消除之后，肿瘤细胞的生长和代谢仍继续进行。

（二）良性肿瘤与恶性肿瘤的区别

根据肿瘤对人体的影响不同，可以把肿瘤分为良性肿瘤（benign tumor）和恶性肿瘤（malignant tumor）两大类。

1. 良性肿瘤

一般说来，良性肿瘤的组织结构、细胞形态与原正常组织、细胞相似，对机体的影响较小，易于治疗，而且疗效一般比较好。

良性肿瘤的命名是在其来源的组织名称后加一个"瘤"字，如脂肪组织的良性肿瘤称为脂肪瘤，来源于腺上皮的良性肿瘤称为腺瘤。

2. 恶性肿瘤

恶性肿瘤的组织结构、细胞形态与原正常组织差异较大，对机体的影响较大，治疗措施也较复杂，且效果还不十分理想。区别良、恶性肿瘤，对于正确诊断和治疗具有重要的实际意义。

恶性肿瘤的命名一般是在来源组织名称的后面加上"癌或肉瘤"。

（1）癌。来源于上皮组织的恶性肿瘤称为癌（cancer）。

传说古人造字的时候，"癌"字是按照鬼的脸谱勾画出来的，至今，人们仍谈癌色变，可能与其有一定的关系。从字面上看，"癌"字也不是好字。"癌"字由"疒"、"品"、"山"三部分组成，意思是，品山的病（疒）——死症。

英语中，"cancer"原意为蟹，表示癌瘤坚硬，并向四面扩展，形如蟹爪。

癌也可根据来源命名，如：来源于鳞状上皮的恶性肿瘤称为鳞状细胞癌，来源于腺上皮的恶性肿瘤称为腺癌。

（2）肉瘤。从间叶组织（包括结缔组织、脂肪、肌肉、脉管、骨及淋巴、造血组织等）发生的恶性肿瘤统称为肉瘤（sarcoma），如：纤维肉瘤、脂肪肉瘤、骨肉瘤等。

有些来源于幼稚组织及神经组织的恶性肿瘤称为母细胞瘤，如神经母细胞瘤。这些恶性肿瘤，尽管称为瘤，其实它们的恶性程度是很高的。

还有一些恶性肿瘤则冠以人名，如尤万肉瘤（Ewing sarcoma）、霍奇金肉瘤（Hodgkin sarcoma）。

（三）肿瘤的危害

1. 良性肿瘤的危害

由于良性肿瘤的分化比较成熟，不浸润，不转移，停留在局部，所以一般对身体的影响较小，主要表现为局部的压迫和阻塞症状。例如，呼吸道、消化道的良性肿瘤主要是阻塞症状，表现为呼吸困难、消化道的梗阻。

有些部位的良性肿瘤对人体的影响比较大，如：脑的良性肿瘤对身体影响较大，由于肿瘤的发生及其增大，可以压迫或阻塞脑室系统而引起颅内压升高及相应的神经系统症状。

此外，内分泌器官的良性肿瘤可以产生激素，造成对全身的不良影响，如垂体前叶的嗜铬细胞瘤可引起阵发性高血压。

2. 恶性肿瘤的危害

由于恶性肿瘤细胞的分化不成熟，生长的速度较快，浸润、破坏器官的结构和功能，尤其是可发生转移，故恶性肿瘤对身体的影响较大。

除了可以出现压迫和阻塞症状外，恶性肿瘤还破坏器官的结构，引起出血、发热、顽固性疼痛、严重消瘦、无力、贫血和全身衰竭等症状。

二、引起肿瘤的外因

在人们生活的环境中存着不少物理的、化学的和生物的致癌因子，它们在一定条件下可以诱发肿瘤。例如，各种电离辐射和紫外线照射可以引起白血病和皮肤癌；多环芳烃化合物如3,4-苯并芘（3,4-benzopyrene）可以引起肺癌，黄曲霉素可以诱发肝癌，亚硝胺可以引起各种消化道肿瘤；在生物因子中，已经证明某些病毒可以引起动物肿瘤，并与一些人类肿瘤如鼻咽癌、宫颈癌、白血病等密切相关。

（一）物理因素

有多种物理因素可以引起肿瘤，如：紫外线、电离辐射、热辐射、纤维性物质、长期慢性机械性与炎性刺激等。

1. 紫外线

紫外线可引起DNA分子形成嘧啶二聚体，从而影响DNA的复制和转录。

人们经常接触来自阳光的紫外线，适量紫外线照射有利于维生素D的合成，可以防止钙缺乏。正常人具有修复紫外线引起的DNA损伤的酶，但若缺乏这种修复酶时可以引起皮肤癌。

紫外线引起的皮肤癌有种族差异：浅色皮肤的白人，受到长期大量的日光暴晒后很容易发生皮肤癌；而黑色或其他肤色较深的种族中，皮肤癌的发生却很少。

2. 电离辐射

γ射线、X射线等电离辐射可直接或间接地引起DNA损伤，容易造成分裂旺盛细胞（血液细胞、骨髓细胞和生殖细胞）的癌变。

电离辐射引起的肿瘤有白血病、恶性淋巴瘤、皮肤癌、肺癌、甲状腺癌等。

3. 热辐射

热辐射引起的肿瘤在某些地区较常见，且常有特殊的名字。我国西北部地区居民，在冬天常坐在炕上取暖，不少人臀部皮肤发生"炕癌"。南亚次大陆克什米尔人冬季习惯使用怀炉取暖，可引起腹部皮肤癌的"怀炉癌"。皮肤疤痕受热辐射后容易引起"疤痕癌"。

4. 纤维性物质

石棉、玻璃丝等长期、大量地被吸入肺内，可诱发肺癌和胸膜间皮癌。

5. 长期慢性机械性与炎性刺激

慢性刺激持续到一定的时间、达到一定的强度，可能引起肿瘤。如：舌癌常常发生在龋齿、断齿或假牙长期接触的部位，胆囊结石症容易合并胆囊癌等。

（二）化学因素

引起癌症的化学因素有很多种类。据估计，人类80%的癌症是由化学因素引起的。现在已知，大约1100种以上的化学物质在动物实验中证明有致癌作用。这些致癌物质在外界分布得非常广泛，有工业的"三废"（废气、废液、废渣），有日用品（洗涤剂、油漆、除臭剂）和食物添加剂，也有药物等。

1. 烷化剂

烷化剂（如芥子气、硫酸二乙酯等）是亲电子化合物，可引起碱基烷化而影响碱基配对。

2. 多环碳氢化合物

3,4-苯并芘、1,2,5,6-双苯蒽等是强烈的致癌剂。这类物质存在于沥青、煤炭、工厂的煤烟中，汽车、内燃机的废气中，香烟、熏鱼、熏肉中等。

3. 亚硝胺类

亚硝胺类具有比较强烈的致癌作用，可引起DNA-DNA交联（DNA分子间共价键结合），造成癌变。亚硝胺的前身物质二级胺和亚硝酸盐普遍存在于自然界中，如蔬菜、肉类、谷物、烟草等，变质的蔬菜和食物中含量更高。亚硝酸盐是鱼类和肉类的防腐剂、着色剂和腌制剂。因此，为预防癌症，应尽量少吃此类物质。

亚硝胺与食管癌、胃癌、肝癌、鼻咽癌等有着密切的关系。

4. 芳香胺类

印染工人长期接触芳香胺类类物质易患膀胱癌。油漆工人长期接触苯类物质而又不注意防护也易患白血病。

5. 金属

砷、铬和镉可分别引起人类的肺癌和前列腺癌。

（三）生物因素

近年来，真菌、病毒、寄生虫等生物因素与肿瘤的关系引起了人们的普遍重视。

1. 真菌及其毒素

真菌在自然界广泛存在，可以污染各种粮食和食品，许多真菌及其产生的毒素可引起肿瘤。

黄曲霉菌产生的黄曲霉素是一种强烈的致癌物质，可引起人类的多种肿瘤。

酸菜中白地霉菌产生的毒素具有促癌和致癌作用，可引起食管癌。

2. 病毒

自从1910年发现病毒可引起动物肉瘤以来，已经知道有150多种病毒可引起肿瘤。1951年Gross证明小鼠白血病的无细胞提取物可导致白血病的发生。1953年Gross和Stewart分别从鼠白血病细胞中分离到多瘤病毒。同年，Rowe、Ward和他们的同伴们在肿瘤细胞中分离到腺病毒。这些研究进展使病毒与肿瘤关系得到进一步的证实。

目前认为，乙型肝炎病毒可能与肝癌有关，Epstein-Barr（EB）病毒可导致伯基特淋巴瘤（Burkitt lymphoma）、鼻咽癌，人乳头瘤病毒可能引起宫颈癌等。

3. 寄生虫

目前认为由寄生虫所致的肿瘤可能有：血吸虫引起膀胱癌、结肠癌，日本血吸虫、华支睾吸虫引起肝癌等。

三、引起肿瘤的内因

肿瘤是否发生，除了与体外的致癌因素有关外，还取决于人体内抗癌能力的强弱。为什么在同样的环境条件下，有的人患上了癌症，而有的人却安然无恙呢？尽管人们都不断接触各种致癌因子，却非人人都发生肿瘤，这表明还存在个体的易感性，而易感性在很大程度上是遗传物质的结构或功能的异常。遗传物质出现了异常才能使正常细胞转变为癌细胞，但对不同肿瘤而言，环境因素只是改变了遗传因素作用的大小。这显然与个人体内的抗癌能力有关。

除了基因因素外，人的精神状态、营养状况、免疫力、内分泌功能等，都与肿瘤的发生有一定的关系。

（一）精神因素

大量资料表明，不少癌症患者都有长期精神过度紧张或抑郁等情况。

英国学者的一项对250例癌症患者的调查发现，64.2%的患者在癌症发生以前有过严重的精神上刺激。由此可见，癌症的发生与高级神经的过度紧张有一定关系。

（二）营养和维生素

营养不良可使机体抗病能力下降和免疫功能低下，易患肿瘤。

我国的一项实验结果显示，食入含蛋白质较高的食物，可以抑制动物肿瘤的发生。含膳食纤维丰富的食物可预防大肠癌的发生，而高脂肪饮食却可能与大肠癌的发生有关。

西方国家居民由于饮食中脂肪的比例过大，大肠癌的发病率很高；而非洲南部地区的黑人居民，由于平时以多纤维食物（如蔬菜、玉米）为主，因此，大肠癌发病率很低。

维生素对肿瘤的防治作用也很重要，其中维生素A、E和C的作用比较肯定。如：动物实验和临床观察均发现，缺少维生素A，容易受化学物质影响而致癌；相反，补充维生素 A，则可减少肿瘤的发生。维生素 E 和 C 有抗氧化作用，可以预防多种肿瘤。

（三）免疫能力

关于人体的免疫力与肿瘤发生的关系，已越来越受到人们的重视。许多免疫细胞和免疫球蛋白在肿瘤免疫中起到重要作用，可以对抗肿瘤；而免疫功能缺陷或低下者则易患肿瘤。如：有先天性免疫缺陷的人（如丙种球蛋白缺乏症等），要比正常人容易得癌；在器官移植而需长期使用大量免疫抑制剂的人，得肿瘤的几率比正常人要高出 100 倍。

（四）内分泌因素

激素异常，有可能促发细胞的增殖与癌变。水平异常升高而有致癌作用的激素有雌激素、促性腺激素、促甲状腺激素、生乳素等。

内分泌紊乱与乳腺癌、宫颈癌、卵巢癌、甲状腺癌等癌症的发生有着密切的关系。

食用含植物雌激素高的食物（如：大豆等）可以防治某些肿瘤的机制之一就是，植物雌激素可对抗机体内过多的雌激素。

四、肿瘤发生中的遗传因素

1960 年 Nowell 和 Hungerford 发现费城染色体（Philadelphia，Ph）与慢性粒细胞白血病（chronic myeloid leukemia，CML）密切相关。1964 年 Brooks 和 Lawly 用实验证明致癌物可使 DNA 发生突变，同时也明确了某些致癌物的致癌性与 DNA 亲和性之间具有直接关系。上述研究结果为明确环境因素与遗传因素相互作用在肿瘤中的作用奠定了理论和实验基础。

绝大多数肿瘤与遗传因素关系不大。有几种肿瘤如视网膜母细胞瘤、结肠息肉综合征、肾母细胞瘤和神经纤维瘤，被认为有明显遗传倾向。

关于肿瘤遗传有以下四种情况。

（一）癌家族

癌家族（cancer family）是指一个家系中恶性肿瘤的发病率高（约 20%），发病年龄较早，通常按常染色体显性方式遗传，以及某些肿瘤（如腺癌）发病率很高等。有文献报道，癌家族与遗传基因的变异和家族性免疫功能低下有关。

（二）家族性癌

家族性癌（familial carcinoma）是指一个家族内多个成员患同一类型的肿瘤。

许多常见肿瘤（如乳腺癌、结肠癌、胃癌等）通常是散发的，但一部分患者有明显的家族史。例如，12%~25% 的结肠癌患者有结肠癌家族史。

家族性癌中，患者的一级亲属中发病率通常高于一般人群 3~4 倍。家族性癌具有肿瘤家族聚集现象，可能与家族成员对某些肿瘤的易感性增高有关。这类癌的遗传方式还不是很清楚。

（三）肿瘤发病率的种族差异

某些肿瘤的发病率在不同种族中有显著差异。如在新加坡的中国人、马来人和印度人鼻咽癌发病率的比例为 13.3：3.0：0.4。移居到美国的华人鼻咽癌的发病率也比美国白人高

34 倍。这说明鼻咽癌在华人中发病率较高,尤其是祖籍为广东的侨民。因而,鼻咽癌又有"广东癌"之称。有些肿瘤在有些民族中的发病率却很低。如黑人很少患 Ewing 骨瘤、睾丸癌、皮肤癌;日本妇女患乳腺癌比白人少,但松果体瘤却比其他民族高 10 余倍。种族差异主要是遗传差异,这也证明某些肿瘤发病中遗传因素起着重要作用。

(四)遗传性肿瘤

有些肿瘤具有典型的遗传特征,按孟德尔方式遗传,称为遗传性肿瘤(genetic tumor)。遗传性肿瘤由单个基因的变异引起,通常以常染色体显性方式遗传。这类肿瘤主要有:

(1)家族性结肠息肉(familial polyposis coli,FPC)。这种肿瘤又称为家族性腺瘤样息肉症。此病在人群中的发病率为 1:100 000。表现为青少年时结肠和直肠已有多发性息肉,其中一些将恶变。90%未经治疗的患者将死于结肠癌。FPC 的基因定位于 5q21。

(2)Ⅰ型神经纤维瘤(neurofibromatosis 1,NF1)。此类肿瘤表现为外周神经多发性神经纤维瘤。NF1 基因为抑癌基因,定位于 17q11.2。

(3)基底细胞痣综合征(basal cell nevus syndrome)。多发性下颌骨角化囊肿、基底细胞癌、肋骨异常、掌趾部呈凹陷状等。

(4)恶性黑色素瘤(malignant melanoma)。恶性黑色素瘤为起源于黑色素细胞的恶性肿瘤,多发生于皮肤,其发病率居于皮肤恶性肿瘤中的第 3 位。

五、与肿瘤有关的基因

肿瘤细胞的显著特征是细胞的自主性分裂不受体内生长调节系统的控制,失去细胞与细胞间及细胞与组织间的正常关系,因而肿瘤细胞可侵袭周围正常组织并发生转移(尤其是恶性肿瘤)。

近一百年来,人类一直在寻找导致癌症的原因,科学家们通过对肿瘤遗传家系的分析、流行病学以及大量的动物实验研究证明了肿瘤的发生受遗传因素的影响,特别是近二十年来,已进一步明确肿瘤是一种由环境因素与遗传因素相互作用而致的一类疾病。

经过漫长的探索,发现肿瘤的发生与癌基因(oncogene)、抑癌基因(tumor suppressor gene)这两类基因有关。许多癌基因是由正常的原癌基因(proto-oncogene,pro-onc)突变而来。原癌基因与抑癌基因是正常细胞中主要在胚胎期及生命早期表达的一类基因,其功能与调控细胞增殖和分化有关。原癌基因能促进细胞增殖、抑制细胞分化和细胞凋亡,而抑癌基因作用则与之相反。正常状态下,这两类基因相互作用维持细胞正常的生长、分化、凋亡,当某种原因使原癌基因激活或抑癌基因失活,均可导致细胞过度增殖、分化、凋亡受阻,最终引起肿瘤的发生。

肿瘤可以看作是在个体遗传素质的基础上,尤其是在个体对肿瘤的遗传易感性基础上,致癌因子引起细胞遗传物质结构或功能异常的结果。这种异常大多数不是由生殖细胞遗传得来,而是由体细胞中新发生的基因突变所致。发生突变的癌前细胞在一些促癌因素的作用下发展为肿瘤。因此,有人认为,多数肿瘤可看成是一种体细胞遗传病。

肿瘤作为一种体细胞遗传病,在其发生、发展过程中,某些基因及其异常起着重要作用。已知一些肿瘤是按照孟德尔方式遗传的,而在另一些肿瘤中遗传的"易感基因"和环境因素共同发挥作用；还有一些肿瘤是由于特定基因发生体细胞突变引起的，这种突变虽然不是由遗传得来的，但却发生在遗传物质中，因此也属于广义的遗传病范畴。

与肿瘤相关的基因有癌基因、抑癌基因和肿瘤转移相关基因。

（一）癌基因

癌基因（oncogene）是指它的异常表达或表达产物的异常直接决定细胞恶性表型的产生的一类基因。

1. 癌基因学说的提出

从1940年到1960年的20年是肿瘤研究发展的重要时期。在这个时期中，科学家们主要研究环境中的致癌因素及遗传因素与肿瘤的关系。直到1952年，Boyland第一次证明了致癌物主要作用于DNA而非酶和蛋白质，此时期人们并不知基因为何物。1953年美国的James Watson和英国的Francis Crick提出DNA双螺旋模型，此模型为DNA复制和遗传持续性提供分子水平的依据，为后来分子生物学的迅猛发展开启了大门，Wastson和Crick也因此获得了诺贝尔奖。正是由于上述工作，人们对癌症的研究进入了一个崭新的时代——分子肿瘤学时代。

1969年美国科学家Robert Huebner和George Todaro在美国科学院院刊发表了癌基因（oncogene）假设，他们认为人体细胞基因上携带有内在性病毒基因，这种基因被活化时具有转化细胞的能力。20世纪70年代后期，第一个病毒基因 *Src* 被加利福尼亚大学的Bishop和Varmus从Rous肉瘤病毒中成功分离，并在人和动物的正常细胞中成功找到了 *Src* 基因的存在。以后的研究发现所有病毒癌基因的同源序列存在于单细胞的酵母、无脊椎的果蝇和人类中，证明这些癌基因在亿万年进化过程中十分稳定，是一种高度保守基因。后来人们将这些存在于正常细胞中的癌基因的同源性序列称为原癌基因（proto-oncogene），也称为细胞癌基因（cell-oncogene，c-onc）。由于c-onc在正常细胞中以非激活状态存在，故又称为原癌基因（protooncogene）。

原癌基因是细胞内的正常基因，它们在胚胎期表达，对细胞正常分化和凋亡起着重要的调节作用。原癌基因被某种因素激活，则成为具有转化细胞活力的癌基因。病毒癌基因虽然来自宿主细胞的原癌基因，但它们在结构和蛋白质产物的功能上均有差异。病毒癌基因具有很高的转录活性，而原癌基因由正常细胞转录序列所控制；病毒癌基因不含有调节转录的内含子序列和两侧的转录调节序列并且经整合成为病毒癌基因组的组成部分。

20世纪80年代初，随着基因转移技术的发展，美国麻省理工学院的Weinberg小组首次从人膀胱癌细胞中克隆出活化的癌基因 *c-H-ras*，并发现人正常细胞中也存在细胞癌基因。至今已分离出100多种癌基因，并且证实这些癌基因编码的蛋白质大多参与细胞内信号传递通路，有许多本身就具有激酶或转录因子的活性。它们在基因水平上的突变导致其功能的异常活化，从而促使细胞持续生长和增殖而致细胞发生转化。

总之，癌基因是指细胞或病毒中存在的，能诱导正常细胞转化的基因。各种动物细胞中普遍存在与病毒癌基因相似的序列，参与细胞的生长与代谢。这些基因在正常情况下不表达或仅限量表达，当其被激活时则可引起癌变。通常将病毒中的这类癌基因称为病毒癌基因（virus oncogen，v-onc）。

2. 癌基因的分类

癌基因可分为病毒癌基因（v-onc）和细胞癌基因（c-onc）两大类。

（1）病毒癌基因。这是一类存在于肿瘤病毒（大多数为 RNA 病毒）中，通过逆转录生成双链 DNA 后整合到敏感宿主细胞中，最后使靶细胞发生癌变的基因。

1968 年，Dulbecco 和他的同伴证明 SV40 病毒不仅能够转染细胞并能将病毒 DNA 序列整合到细胞的基因组中。最重要的肿瘤病毒的研究进展源于逆转录酶的发现。1970 年由 Baltimore 和 Temin 发现逆转录酶，它是以 RNA 为模板合成 DNA 的一种酶，打破了只由 DNA → RNA →蛋白质的法则，引发了病毒学领域的一场革命。这个发现提示了病毒 RNA 序列可以感染细胞，病毒也可以从宿主细胞借用 DNA 序列。

（2）细胞癌基因。细胞癌基因是一类存在于正常细胞基因组中的基因，其表达产物对细胞正常繁殖、生长、发育和分化有调节作用。

在某些理化因素和生物因素（病毒感染）的作用下细胞癌基因发生突变或表达异常，便可使细胞增殖和分化异常，导致细胞癌变。细胞癌基因可根据其表达产物在细胞中的定位，分为细胞膜、细胞质及细胞核相关的癌基因。癌基因的产物均为细胞信号网络成分，通过细胞信号传导途径调控细胞的生长、分化、凋亡及癌变。因此，癌基因也可据其在细胞信号传递中的生物学功能分为生长因子、生长因子受体、非受体酪氨酸蛋白激酶、GTP 结合蛋白和核内转录因子。细胞癌基因也可分为五个家族（见表 4-6）。

表 4-6　细胞癌基因家族的分类和功能

分类	家族成员	功　能
myb	*myb*, *myb-ets*	编码结合 DNA 的核蛋白
myc	C-*myc*, N-*myc*, L-*myc*, *fos* 等	编码结合 DNA 的核蛋白
ras	H-*ras*, K-*ras*, N-*ras*	编码 P21 蛋白，有 GTP 酶活性，参与调节 cAMP
sis	*sis*	编码 P28 蛋白，刺激间叶组织细胞分裂
src	*src*, *abl*, *fes*, *yes*, *fym* 等	编码酪氨酸蛋白激酶

3. 细胞癌基因的激活

细胞癌基因的激活是指原本不致癌的细胞癌基因在特定的情况下转变为致癌性。不同的癌基因有不同的激活方式，一种癌基因也可有几种激活方式。大体上有以下四种基因激活方式。

（1）插入激活。当逆转录病毒感染宿主后，病毒基因组整合到细胞癌基因邻近处，有可能使癌基因处于强启动子和增强子作用之下而被激活。

（2）突变激活。如各种 *ras* 基因的激活。*ras* 基因的表达产物 Ras 是一种小分子 G 蛋白，在信号转导中起重要作用，正常 Ras 的作用因其自身的 GTP 酶活性而受到严格控制，而突变了的 Ras 的 GTP 酶活性下降或丧失，失去了原有控制，致使增殖信号持续作用，使细胞发生恶性转化。

（3）基因扩增。因为大多数细胞癌基因的表达产物与细胞增殖有关，所以细胞癌基因通过复制可使其拷贝数大量增加，从而激活并导致细胞恶化。已发现人类肿瘤细胞中扩增的细胞癌基因见表 4-7。

表 4-7　人类肿瘤细胞中细胞癌基因的扩增情况

细胞癌基因	肿　瘤	扩增倍数
C-*myc*	早幼粒白血病细胞系 HL60	20
	小细胞肺癌细胞系	5~30
N-*myc*	原发神经母细胞瘤Ⅲ-Ⅳ级	5~1000
	神经母细胞瘤细胞系	
	视网膜母细胞瘤	10~200
	小细胞肺癌	50
L-*myc*	小细胞肺癌	10~20
C-*myb*	急粒髓细胞性白血病	5~10
	结肠癌细胞系	10
C-*erbB*	类表皮癌细胞系、原发胶质瘤	30
C-K-*ras*	原发肺癌、结肠癌、膀胱癌、直肠癌	4~20
N-*ras*	乳癌细胞系	5~10

（4）基因重排 / 染色体易位。由于染色体断裂与重排导致细胞癌基因在染色体上的位置发生改变，致使原来无活性或低表达的癌基因易位至一个强大的启动子、增强子或转录调控元件附近，或由于易位改变了细胞癌基因的结构并与其他高表达的基因形成所谓的融合基因（fusion gene），进而导致细胞癌基因的正常调控作用减弱，并使其激活，具有恶性转化的功能。典型的染色体易位如 Burkitt 淋巴瘤细胞的染色体易位 t(8∶14)，致使 C-*myc* 激活。

（二）抑癌基因

抑癌基因，又称抗癌基因（anti-oncogene）或肿瘤抑制基因（tumor suppressor gene），是指一类当受阻抑、失活、丢失或其表达产物丧失功能可导致细胞恶性转化的基因。在实验条件下，若导入或激活抑癌基因则可抑制细胞的恶性表型。

1. 抑癌基因理论的提出

癌基因的发现及其功能的逐步明确，无疑是肿瘤学发展史上的一个重要里程碑。但是，人类肿瘤中癌基因突变而异常活化并不能解释肿瘤发生发展过程中的一些现象，如某些肿瘤的遗传倾向、肿瘤细胞中染色体片段的缺失、肿瘤细胞与正常细胞融合后的表现为正常表型等。

20 世纪 60 年代末 Harris 等用多株小鼠肿瘤细胞与正常小鼠细胞株融合，得到的杂交细胞的成瘤能力受到抑制。随后 Klein 及 Wiener 等也发现正常细胞与瘤细胞融合后成瘤能力和转移能力均受抑制。这些研究表明正常细胞存在着抑制肿瘤的基因。

遗传性肿瘤的研究结果为抑癌基因的存在提供了有力的证据。20 世纪 70 年代初 Knudson 系统研究了遗传型视网膜细胞瘤（retinoblastoma，Rb）和非遗传型的发病情况后，提出了"二次打击"学说，即在有遗传性的病例，患者出生时就遗传获得了一个变异的致病基因，在后天成长过程中另一个等位基因再发生变异，这样受到两次"打击"导致了肿瘤的发生。而非遗传性病例的两次变异都在后天逐渐发生，因而发病较晚。Knudson 把这种类型的肿瘤相关基因称之为抗癌基因，亦即后来通用的抑癌基因。在这种理论的指导下，人类第一个抑癌基因——视网膜母细胞瘤的 Rb 基因终于在 1986 年被美国麻省理工学院的 Thaddeus Dryia 和哈佛大学的 Robert Weinberg 等成功地克隆出来。迄今为止，已有 20 余种抑癌基因被鉴定或克隆出来。这些抑癌基因也都参与细胞的信号传递系统，在正常情况下对 DNA 的复制、细胞的生长和增殖起着监控作用，它们在基因水平上的突变和因此而导致其编码蛋白质功能的丧失（与抑癌基因相反，癌基因的突变是导致其编码的蛋白质功能的异常活跃）是肿瘤细胞生长失控的重要原因。

2. 抑癌基因的基本含义

抑癌基因是一类存在于正常细胞中，与原癌基因共同调控细胞生长和分化的基因。从细胞遗传学上看，人类的每一个基因都有 2 份分布在染色体上，称为等位基因，如果其中一份发生变化如突变或激活，它的作用立刻显示出来的则为显性基因，癌基即因属此类基因。隐性基因必须 2 份等位基因都改变，细胞才显出变化，若 2 份中仅 1 份改变，细胞表型无改变，所以它们的作用是隐性的。抑癌基因属此类基因，即只有当抑癌基因的 2 份等位基因缺失或突变失活时，才能使细胞转化，故称之为隐性抑癌基因。在正常细胞的增殖、分化和凋亡中，原癌基因起着正调控作用——促进细胞进入增殖周期，阻止其分化和凋亡；抑癌基因则起着负调控作用——抑癌细胞进入增殖周期，诱导终末分化和细胞凋亡，维持基因稳定。

确定某一种特定组织或细胞的抑癌基因的标准是：①与恶性肿瘤相应的正常细胞中，该基因正常表达；②在恶性肿瘤中有结构改变如点突变或缺失，或表达改变，从而致使功能发生改变；③将该基因的野生型导入该基因缺陷的肿瘤细胞内，可部分或完全抑制其恶性表型。

3. 抑癌基因的功能

抑癌基因是一类生长控制基因或负调控基因，若其功能丧失则失去负调控，细胞只能接受正调控信号。抑癌基因产物的功能是多种多样的（见表4-8）。现已发现的抑癌基因有 100 多种。

表 4-8　常见抑癌基因及其功能

抑癌基因	染色体定位	相关肿瘤	基因产物	基因产物的功能
RB	13q14	视网膜母细胞瘤、成骨肉瘤、胃癌、小细胞肺癌、乳癌、结肠癌	P105	控制生长
WT	11p13	肾母细胞瘤（Wilm 瘤）、横纹肌肉瘤、肺癌、膀胱癌、乳癌、肝母细胞瘤	WT-ZFP	负调控转录因子
NF-1	17p12	神经纤维瘤、嗜铬细胞瘤、雪旺氏细胞瘤、神经纤维肉瘤	GAP	拮抗 p^{21}rasB
DCC	18q21.3	结肠瘤	P192	细胞黏附分子
p53*	17p13	星状细胞瘤、胶质母细胞瘤、结肠癌、乳癌、成骨肉瘤、小细胞肺癌、胃癌、鳞状细胞肺癌	P53	控制生长
erb A	17q21	急性非淋巴细胞性白血病	T3 受体	含锌指结构的转录因子

*p53 的野生型是抑癌基因，而其突变型属癌基因。

（三）与肿瘤转移有关的基因

肿瘤转移是恶性肿瘤最基本的生物学特征之一，是一系列具有内在联系的多个步骤相互作用的结果。最早由 Liotta 提出"黏附、降解、移动"学说。该学说认为，肿瘤转移包括瘤细胞由原发肿瘤脱落、进入细胞外基质和血管或淋巴管和在远处适宜的组织中生长等步骤，每个步骤有多个因素共同参与。肿瘤转移是目前肿瘤患者死亡的主要原因。

近年来的研究发现，存在着促进肿瘤转移的转移基因（metastatic gene）和抑制肿瘤转移的转移抑制基因（metastasis suppressor gene）。

1. 转移基因

一些编码细胞表面受体的基因可能与肿瘤细胞的转移有关。例如整合素（integrin）是一类细胞表面黏附受体，能识别细胞基质中的黏附蛋白，起着固定细胞、抑制其迁移的作用。可以设想，这些受体基因的突变和失去功能将有利于肿瘤细胞的转移。

肿瘤细胞的浸润能力与其分泌的能降解基质的蛋白质有关。已知内糖苷酶和 II 型胶原酶能降解基底膜中的相应成分，增加肿瘤细胞侵袭基底膜的能力。用癌基因 ras、fos、mos、src 或突变了的肿瘤抑制基因如 p53 基因的片段转染培养中的细胞，都可提高这些细胞的浸润和转移能力。

2. 转移抑制基因

一些基因编码的蛋白酶能够直接或间接地抑制具有促进转移的蛋白质。例如金属蛋白组织抑制因子基因编码一种糖蛋白，能与转移密切相关的胶原酶结合，降低肿瘤细胞的侵袭和转移能力。

在人和小鼠中已发现 nm23 基因的表达与乳腺癌等肿瘤的转移密切相关。nm23 基因编码一个 17kD 的蛋白质，基因在低转移的乳腺癌中表达高，而在高转移的肿瘤中表达低。这些结果表明 nm23 是一个肿瘤转移抑制基因。

除了肿瘤细胞外，受体细胞的一些基因在转移灶生成中也具有一定意义。由此可见转移基因、转移抑制基因与宿主有关基因的表达最终决定于肿瘤细胞的转移。

（四）肿瘤的多基因变异累积特性与人类基因组研究

进入 20 世纪 90 年代，针对癌基因和抑癌基因研究中出现的问题，特别是单个基因分析的局限性，提出了人类基因组计划。在 DNA 测序和基因制图的同时人们开始更注重基因功能的研究。疾病基因的识别已成为肿瘤学界和全社会关注的焦点，发现了许多与疾病相关的基因。随着功能基因组、环境基因组、药物基因组研究的深入发展，疾病基因识别的研究也加速了肿瘤基因研究的步伐，癌基因与肿瘤关系的研究已从回顾性的实验研究进入大规模的临床前瞻性研究。随着大规模测序、疾病基因识别、细胞信号传导和生物芯片技术的发展，将进一步明确癌基因在肿瘤发病中的作用，并将这些成果逐步用于肿瘤的预防、诊断和治疗中。

综上所述，肿瘤的发生发展是一个复杂的生物学过程，它是细胞遗传物质异常的结果，同时也涉及机体内环境中的各种因素，包括机体的免疫能力、各种生长因子和生物活性物质，其中癌基因与抑癌基因的异常起着关键的作用。

第六节　线粒体病

　　线粒体普遍存在于真核细胞的细胞质中，是细胞物质氧化功能的主要场所，是人体除细胞核外具有独立遗传物质的唯一细胞器，具有母系遗传的特点。广义的线粒体病（mitochondrial disease）是指以线粒体功能异常为主要病因的一大类疾病。其原因可能包括如下三种：①线粒体基因组缺陷导致临床疾病；②编码线粒体蛋白的核 DNA（nuclear DNA，nDNA）突变也可能引起线粒体病；③涉及线粒体 DNA（mitochondrial DNA，mtDNA）和 nDNA 的共同改变，或者是由于这两个基因组之间的交流通讯存在缺陷引起。

　　本书所指的线粒体疾病是狭义上的概念，即仅由线粒体 DNA 突变所导致的线粒体功能异常而引起的临床疾病。

一、线粒体 DNA 的结构、功能与遗传特性

　　线粒体 DNA 构成线粒体 DNA 基因组，亦被称为人类"第 25 号染色体"。线粒体是人体细胞中除细胞核外含有遗传信息和表达系统的唯一细胞器。

（一）线粒体 DNA 的结构

　　人类的 mtDNA 是一个 16 569 bp 的双链闭合环状分子，分为重（H）链和轻（L）链。重链位于外环，富含鸟嘌呤（G）；轻链位于内环，富含胞嘧啶（C）。mtDNA 分为编码区和非编码区，结构紧凑，两条链均具有编码功能，且部分区域存在基因编码区域的重叠，无内含子，仅 D 环区无编码性，因此相较于 nDNA 而言具有高度简洁性。

（二）线粒体 DNA 的功能

　　mtDNA 编码线粒体中部分蛋白质（13 个基因编码与线粒体氧化磷酸化相关的蛋白质）和全部 tRNA（22 种）、rRNA（2 种：16S rRNA 和 12S rRNA），能够独立进行复制、转录和翻译。需注意的是，mtDNA 所含信息量少，呼吸链 - 氧化磷酸化系统中的 80 多种蛋白质亚基中，mtDNA 仅编码其中的 13 种，绝大部分的蛋白质亚基和其他维持线粒体结构和功能的蛋白质都依赖于 nDNA 编码，这些蛋白质在在细胞质中合成后经特定转运系统进入线粒体发挥作用。

（三）线粒体 DNA 的遗传特性

　　线粒体 DNA 具有独特的遗传特性，具体有以下七个特性。

　　（1）半自主性。mtDNA 能够独立地复制、转录和翻译部分相关的功能蛋白及全部的 tRNA 和 2 种 rRNA，但大多数相关的蛋白质是由 nDNA 编码的。因此，其 mtDNA 的功能既具有相对独立性又受限于 nDNA 的影响。

　　（2）遗传密码和通用密码存在差异。与核基因的通用密码相比，线粒体遗传密码中有 4 个密码子存在差异：AUA 为起始密码子而非编码 Ile，UGA 编码 Trp 而非终止密码子，AGA、AGG 是终止密码子而非编码 Arg。

（3）母系遗传。母系遗传指母亲可将 mtDNA 传递给子女，并能通过女儿继续传递给后代。这与受精卵形成时精子和卵子中的线粒体组合有关。由于 mtDNA 是母系遗传，因此 mtDNA 的突变也以母系遗传的方式传递。

（4）纯质性和杂质性。同一组织或细胞中的 mtDNA 分子都是一致的，称为纯质性（homoplasmy）。若 mtDNA 发生突变导致同一组织或细胞中同时存在突变型 mtDNA 和野生型 mtDNA，则为杂质性（heteroplasmy）。线粒体病的严重程度与纯质性和杂质性相关。

（5）在有丝分裂和减数分裂期间均要进行复制分离。在细胞分裂时，突变型和野生型 mtDNA 发生分立，随机分配到子细胞中，使子细胞具有不同比例的突变型和野生型 mtDNA 分子。这种随机分配导致 mtDNA 杂质性变化的过程就称为复制分离（replicative segregation）。杂质性和复制分离使得具有相同核基因型的细胞或个体，如同卵双生，可能具有不同的细胞质基因型，从而具有不同的表型。

（6）阈值效应。mtDNA 突变所致异常表型的出现，是由某种组织或细胞中的野生型和突变型 mtDNA 的相对比例及该组织或细胞对能量的依赖程度决定的。突变的 mtDNA 达到一定程度时，才能引起某种组织或细胞的功能异常，称之为阈值效应（threshold effect）。

（7）高突变率。mtDNA 的突变率比 nDNA 高 10~20 倍。

二、线粒体基因突变与疾病

自从 1988 年首次报道线粒体基因突变以来，已发现并确认了线粒体 DNA 中超过 100 余种致病点突变，200 余种缺失、插入和重排。总体而言，目前发现的可引起线粒体病的基因突变类型主要有以下三种：碱基突变（结构基因突变、tRNA 基因突变），缺失、插入突变，以及 mtDNA 拷贝数目突变。上述突变中，约 60% 的点突变影响线粒体 tRNA，35% 影响氧化呼吸链的多肽亚单位，大约 5% 影响线粒体 rRNA。上述突变的细胞学效应将最终影响细胞的氧化磷酸化功能，使得 ATP 的合成受到影响。

突变 mtDNA 所占细胞中所有线粒体的比例，以及由此引起的能量供应受限，结合对应细胞、组织和器官的能量需求程度，将最终决定相关细胞、组织、器官，以及个体的临床症状的严重程度。

（季林丹）

第五章　基因克隆

　　随着生物化学、分子生物学和遗传学基础研究的进展，以及物理、化学等学科的实验技术与生物学得到了深入结合，20世纪70年代初基因克隆技术发展起来了，这促使生物学和医学经历了巨大的变化。这些技术促进了医学、生物学、农学、兽牧学等的发展，科学家利用基因克隆技术有可能按照自己的愿望对基因进行改造，使之为人类服务，改变人们的生活。

　　基因克隆技术在医学上的应用更是广泛而意义深远的。这些技术不仅已用于基因诊断和基因治疗中，而且还直接促进了人类基因组计划的实施。

第一节　基因克隆技术

一、基因克隆的基本概念

　　基因工程（genetic engineering）和遗传工程在英语中是同一个词汇。从字面上看，遗传工程就是按照人们的意愿去改造生物的遗传特性，或创建具有新遗传特性的生物。遗传是由基因决定的，改造生物的遗传性，就是改造生物的基因。因此，狭义的遗传工程就是基因工程。

　　基因工程就是要改造DNA，涉及DNA序列的重新组合和建造，所以基因工程的核心就是人工的DNA重组（DNA recombination）。重组、建造的DNA分子只有纯化繁殖才有意义。纯的无性繁殖系统称为克隆（clone）。"clone"一词由Haldane于1963年创造，指来自同一始祖的相同副本或拷贝的集合。所以，纯化繁殖DNA又称为DNA克隆或分子克隆，基因的纯化繁殖又称为基因克隆。

　　基因克隆的定义为：应用酶学方法，在体外将不同来源的遗传物质与载体DNA结合成一个具有自我复制能力的DNA分子，然后通过转化或转染宿主细胞，筛选出含有目的基因的转化子细胞，再进行扩增获得大量统一的DNA分子。所以，DNA重组和分子克隆是与基因工程切不可分的，是基因工程技术的核心组成部分。重组DNA、分子克隆甚至成了基因工程的代名词。

二、基因克隆常用的工具酶

（一）主要的工具酶

DNA 重组技术中对核酸的"精雕细刻"主要用酶作为工具。分子生物学研究过程中发现的许多酶已经用作基因工程的工具（见表 5-1）。

表 5-1　重组 DNA 技术中最常用的工具酶

工具酶	主要功能
限制性核酸内切酶	识别特异 DNA 序列，切割 DNA 链
DNA 聚合酶 I	合成 cDNA 的第二链；
	缺口平移制作标记 DNA 探针；
	填补双链 DNA 3′ 末端；
	DNA 序列分析
耐热 DNA 聚合酶	聚合酶链反应（PCR）
DNA 连接酶	连接两个 DNA 分子或片段
多核苷酸激酶	催化多核苷酸 5′ 羟基末端磷酸化，标记探针
末端转移酶	在 3′-OH 末端加入同质多聚物尾
反转录酶	合成 cDNA；
	替代 DNA 聚合酶 I
碱性磷酸酶	切除核酸末端磷酸基

（二）限制性核酸内切酶

（1）限制性核酸内切酶的概念。限制性核酸内切酶（restriction endonuclease，RE）指能识别 DNA 的特异序列，并在识别位点或其周围切割双链 DNA 的一类核酸内切酶。限制性核酸内切酶在重组 DNA 技术中占据重要地位。

（2）限制与修饰现象。限制性核酸内切酶是从细菌的限制与修饰现象中发现的。很多细菌能识别外来的核酸并将其分解；同时细菌自身核酸在特定序列上的碱基进行甲基化等方式的修饰，从而避免受内切酶的水解。这就是细菌的限制与修饰现象，其目的就是保护自身的 DNA 和分解外来的 DNA。能水解外来 DNA 的酶就是限制性核酸内切酶。

（3）回文结构。被限制性核酸内切酶水解的 DNA 序列具有一个重要的特征，即具有回文结构。DNA 分子的 2 条链顺读和反读的序列一样的结构称为回文结构。

（4）黏性末端。由于不同限制性核酸内切酶识别和切割的 DNA 有不同的特异性，所以，DNA 经水解后可以产生两种不同情况的末端。当限制性核酸内切酶切割的位点错开来时，产生的两个 DNA 片段因有碱基互补序列，只要条件合适又可重新结合成双链，这样的末端称为黏性末端（cohesive end）。

以 EcoR Ⅰ 为例：

5′…G ↓ AATT C…3′　　→　　5′…G′　　　　　　TTAAC…3′

3′…C TTAA ↑ G…5′　　　　3′…CTTAA′　　　　G…5′

（5）钝性末端。当限制性核酸内切酶切割的位点在 DNA 片段的对应位点时，产生的 2 个片段是平头的，这种末端称为钝性末端（blunt end）。

以 Nru Ⅰ 为例：

5′…TCG ↓ CGA…3′　　　→　　5′…TCG　　　CGA…3′

3′…AGC ↑ GCT…5′　　　　　3′…AGC　　　GCT…5′

不同限制性核酸内切酶识别的 DNA 序列的数目可以是不相同的。有的识别 4 个核苷酸序列，有的识别 6 个或 8 个核苷酸序列，而以识别 4~6 个为多见。

三、目的基因

在基因工程技术中，人们感兴趣的基因称为目的基因（外源基因）。如：若要利用基因工程技术生产胰岛素，则胰岛素基因即为目的基因。用于基因工程的目的基因可有两种来源：基因组 DNA 和互补 DNA（complementary DNA，cDNA）。

基因组 DNA 代表了一个生物体整套遗传信息（染色体和线粒体）的所有 DNA 序列。我们感兴趣的基因便可从中挑选出来。

cDNA 是以 RNA 为模板，经逆转录酶催化生成的 DNA，然后再以此单链 DNA 为模板，又可合成双链 cDNA。合成 cDNA 的模板是 mRNA，它代表了基因表达的情况。从 cDNA 中获得的目的基因具有组织细胞特异性。

四、基因载体

基因工程使用的载体（vector）是指能携带外源基因进入合适的细胞中复制和表达的 DNA 分子。

常用的载体有质粒、噬菌体 DNA、病毒等。

质粒和噬菌体载体能在细菌中繁殖，可以用于制备大量的目的基因或用于序列分析，但因为它们不是真核表达体系，不具备完善的转录后和翻译后加工功能，因而不能完全满足真核 DNA 重组的需要。

感染动物的病毒可改造用作动物细胞的基因克隆载体，其基因表达的产物更接近真核生物的真实情况，在基因治疗和生产人源性蛋白质中普遍采用。

（一）质粒

质粒（plasmid）是存在于细菌染色体外的环形双链 DNA 分子。

质粒具有以下特点：

（1）能自主复制。质粒含有复制功能的遗传结构，能在宿主细胞中独立复制，并伴随着细胞的分裂而传给下一代细胞。

（2）对宿主生存并不必需。正是因为有这些区域，外源基因便可插入其中。

（3）分子量小。便于操作。

（4）具有选择性标记。有利于筛选阳性克隆。比如：抗药性基因的表达产物是分解某些抗菌素的酶，带有含抗药性基因质粒的细菌便可在有相应抗菌素的环境中生存；而不带有含抗药性基因质粒的细菌则不能繁殖。

（二）噬菌体 DNA

噬菌体（phage）是一类感染细菌的病毒。

用感染大肠杆菌的 λ 噬菌体改造成的载体是应用最为广泛的一种。利用 λ 噬菌体作载体，将外来目的 DNA 替代或插入中段序列，使其随左右臂一起包装成噬菌体，去感染大肠杆菌，并随噬菌体的繁殖而繁殖，由此，目的基因便可得到大量扩增。

λ 噬菌体载体可分为以下两类。

（1）插入型载体。使用这种类型载体，外来序列是插入 λ 噬菌体的中段。如：常用的 λ gt 系列载体，一般容许插入 5~7kb 外来 DNA。

（2）置换型载体。用外来 DNA 替代中段的序列的载体即为置换型载体，如 EMBL 系列载体。

M13 噬菌体也是一类较常用的载体，主要用于核酸的序列测定。

（三）病毒

目前常用的病毒载体有改造来自猴肾病毒 SV40（Simian Virus 40）、逆转录病毒、腺病毒等。使用这些病毒载体的目的多为将目的基因或序列放入动物细胞中表达或试验其功能，或用作基因治疗等。

五、基因克隆的基本原理

（一）目的基因的获取

目的基因的获取方法包括化学合成法、从基因组 DNA 文库中获取、从 cDNA 文库中获取、聚合酶链式反应等主要方法，在实际工作中可以根据需要来选择。

1. 化学合成法

当目的基因的核苷酸序列或其表达产物的氨基酸序列已清楚时，可用 DNA 合成仪通过化学方法合成目的基因。如：人生长激素释放抑制因子、胰岛素、干扰素基因等均可用化学方法人工合成。

2. 从基因组 DNA 文库中获取

从生物组织细胞中提取出全部 DNA，用物理方法（超声波、搅拌剪力等）或酶法（限制性核酸内切酶的不完全酶解）将 DNA 降解成预期大小的片段，然后将这些片段与适当的载体（常用噬菌体、黏性质粒或 YAC 载体）连接，转入受体细菌或细胞，这样每一个细胞接受了含有一个基因组 DNA 片段与载体连接的重组 DNA 分子，而且可以繁殖扩增，许多细胞一起组成一个含有基因组各 DNA 片段克隆的集合体，就称为基因组 DNA 文库（genomic DNA library）。

基因组 DNA 文库中包含该生物基因组 DNA 全部的序列，即为该生物完整的基因组文库。目的基因可从这个文库中用适应的探针钓取。从基因组含有生物生存、活动和繁殖的全部遗传信息的概念出发，基因组文库是具有生物种属特异性的，即不同种属的基因组文库是不同的。如：人基因组文库和大鼠的基因组文库是不同的。

构建基因组文库，再用分子杂交等技术去钓取基因克隆的方法，称为鸟枪法（shotgun）或散弹射击法，意味着从含有众多的基因序列克隆群中获取目的基因或序列。

3. 从 cDNA 文库中获取

以 mRNA 为模板，经逆转录酶催化合成 DNA，则此 DNA 序列与 mRNA 互补，称为互补 DNA 或 cDNA。

提取出组织细胞的全部 mRNA，在体外逆转录成 cDNA，与适当的载体（常用噬菌体或质粒载体）连接后转化受体菌，则每个细菌含有一段 cDNA，并能繁殖扩增，这样包含着细胞全部 mRNA 信息的 cDNA 克隆集合称为该组织细胞的 cDNA 文库（cDNA library）。

基因组含有的基因在特定的组织细胞中只有一部分表达，而且处在不同环境条件、不同分化时期的细胞其基因表达的种类和强度也不尽相同，所以 cDNA 文库具有组织细胞特异性。

cDNA 文库显然比基因组 DNA 文库小得多，能够比较容易地从中筛选出细胞特异表达的基因。但对真核细胞来说，从基因组 DNA 文库获得的基因与从 cDNA 文库获得的不同，因为基因组 DNA 文库所含的是带有内含子和外显子的基因组基因，而从 cDNA 文库中获得的是经过剪接、去除了内含子的 cDNA。

4. 聚合酶链式反应

如果已经知道目的基因的序列，设计一对与目的基因两端序列互补的特异性的引物就能很方便地用聚合酶链式反应（polymerase chain reaction，PCR）从基因组 DNA 或 cDNA 中获得目的基因，可不必经过复杂的 DNA 文库构建过程。

（二）克隆载体的选择和构建

根据不同实验要求选择和构建合适的质粒、噬菌体或病毒作为载体。

（三）外源基因与载体的连接

通过不同方法获得的目的基因需与合适的载体连成基因重组体。连接的方法有多种。

1. 黏性末端连接

关于黏性末端连接，可根据是否使用同一种限制性核酸内切酶分为两种情况。

（1）同一限制性核酸内切酶切割位点连接。当用同一限制性核酸内切酶切割目的基因和载体后，在降低温度退火时，两者互补结合，然后在 DNA 连接酶催化下，目的序列就与载体 DNA 链相连接。

（2）不同限制性核酸内切酶切割位点连接。用不同的限制性内切酶切割目的基因和载体后，如果产生的 DNA 的黏性末端相同，也同样可用此方法连接，如识别 6bp 序列的 BamH Ⅰ 和识别 4bp 序列的 Sau3A Ⅰ 切割 DNA 后都产生 5′ 突出黏性末端 GATC，两者可以互补结合连接。

2. 平端连接

当限制性核酸内切酶切割目的基因和载体产生了平端时，用 T4 DNA 连接酶也能催化平端的连接。如果目的序列和载体上没有相同的限制性内切酶切割位点可供利用，用不同的限制性内切酶切割后的黏性末端不能互补结合，则可用适当的酶将 DNA 突出的末端削平或补齐成平末端，再用 T4 DNA 连接酶连接，但平末端连接要比黏性末端连接的效率低得多。

3．同聚物加尾连接

用末端核苷酸转移酶催化脱氧单核苷酸添加到 DNA 的 3′ 末端，例如一股 DNA 3′ 端加上 polyG，另一股 DNA 3′ 端加上 polyC，这样便人为地在 DNA 两端做出能互补的核苷酸多聚物黏性末端，退火后能连接成重组体。

4．人工接头连接

对平末端的 DNA，也可先连上人工设计合成的脱氧寡核苷酸双链接头，使 DNA 末端产生新的限制内切酶位点，经内切酶切割后，即可按黏性末端相连。

（四）重组 DNA 导入受体菌

要获得大量的阳性克隆，就要把重组 DNA 导入受体菌中扩增。导入的方法有转化、转染和感染三种。

1．转化

由于外源 DNA 的进入而使细胞遗传性状改变这种方式称为转化（transformation）。

经处理后容易接受外界 DNA 的细胞，称为感受态细胞（competent cell）。例如大肠杆菌经冰冷 $CaCl_2$ 的处理，成为感受态细菌，当加入重组质粒并突然由 4℃转入 42℃作短时间处理（热激反应），质粒 DNA 就能进入细菌；用高电压脉冲短暂作用于细菌也能显著提高转化效率，这种方法称为电穿孔（electroporation）转化法。

2．转染

重组的噬菌体 DNA 被感受态细菌接受后，在细菌内进行复制和繁殖，这种方式称为转染（transfection）。

3．感染

活的噬菌体进入宿主细菌并在细胞中繁殖叫感染（infection）。

用经人工改造的活噬菌体或病毒作载体，以其 DNA 与目的序列重组后，在体外用噬菌体或病毒的外壳蛋白将重组 DNA 包装成有活力的噬菌体或病毒，就能以感染的方式进入宿主细菌或细胞，使目的序列得以复制繁殖。这种方法又称体外包装法。

（五）重组体的筛选

从大量细胞中筛选出有重组体的阳性细胞，可以采用直接筛选法和间接筛选法。

1．直接筛选法

直接利用载体或目的基因特性筛选阳性细胞的方法有如下几种。

（1）抗药性标志。这是一种比较方便的方法。如：许多质粒都含有抗药性的基因，当培养基中含有抗生素时，只有携带相应抗药性基因载体的细胞才能生存繁殖，而当外源基因插入抗药基因的位置时，可使该基因失活而变成无抗药性。

（2）标志补救。克隆基因的表达产物与宿主菌的营养缺陷或基因表达产物互补，两者结合可以形成有活性的蛋白质或酶。如：将目的基因插入质粒 pUC19 的多克隆位点，转化大肠杆菌，放入含氨苄青霉素、IPTG、X-gal 的培养基中培养，当 *LacZ* 基因有活性时能产生蓝色的阴性菌落；而当该基因被外源基因插入时，则形成白色的阳性菌落。这就是利用 α 互补的蓝白斑筛选法。

（3）分子杂交法。利用同位素或非同位素标记的核酸作探针与转化细胞的 DNA 进行分子杂交，根据信号出现与否，可以直接筛选和鉴定阳性克隆。

（4）PCR 法。利用针对目的基因的特异性引物进行 PCR，经过扩增后的产物分析，若有阳性扩增产物，则表明外源目的基因已插入载体中。

（5）限制性核酸内切酶酶切法。由于载体中有限制性核酸内切酶的酶切位点，用相应的酶切割，然后通过电泳的方法便可知目的基因是否插入（见图 5-1）。

（6）测序法。这是最直接和最可靠的确定目的基因的方法。

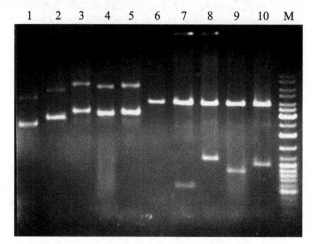

1. 空质粒；2~5. 重组质粒；6. 酶切的空质粒；7~10. 酶切的重组质粒；M，DNA 标准

图 5-1　限制性核酸内切酶酶切法鉴定重组体

2. 间接筛选法

利用特定抗体与目的基因表达产物特异性结合的免疫反应进行间接筛选。抗体可用特定的酶（过氧化物酶或碱性磷酸酶等）标记，结合酶标抗体处，酶可催化特定的底物分解而呈现颜色，从而指示出含有目的基因的细胞集落的位置。

（六）克隆基因表达

要使克隆基因在宿主细胞中表达，就要将它放入带有基因表达所需要的各种元件的载体(表达载体)中。对不同的表达系统，需要构建不同的表达载体。常用的表达体系有两种：原核表达体系和真核表达体系。对于基因治疗或要生产有活性的蛋白质，最好选用相应的表达载体。

第二节　基因相关技术

一、核酸杂交

核酸杂交是从核酸分子混合液中检测特定序列的核酸分子的经典方法。它的理论基础是核酸变性和复性的原理。双链核酸分子在某些物理、化学因素作用下可以解开成单链，而在适当的条件下又可按照碱基配对的原则重新形成双链结构。因此，可以利用这些特性，使用合适的探针，鉴定目标 DNA 中有无同源序列。

探针（probe）是指一段带有某种标记并能和待测单链核酸分子按碱基配对原则结合的核酸片段。

常用的核酸杂交方法有两种：DNA 印渍杂交（Southern blot hybridization）和 RNA 印渍杂交（Northern blot hybridization）。

（一）常规核酸杂交的基本过程

1. DNA 或 RNA 的制备

DNA 或 RNA 均可作为核酸杂交的对象。凡是含有这两种物质的材料均可用于核酸杂交。样品来源有外周血、组织块、分泌物、排泄物、羊水、脐带血、毛发等。用相关的核酸提取的方法提取出 DNA 或 RNA。

2. DNA 或 RNA 的印渍

先用限制性内切酶消化 DNA（若是 RNA 则无需酶切），再用琼脂糖凝胶电泳分离酶切片段。待凝胶变性处理后，用吸水纸、电转移或真空吸引等方法把单链 DNA 或 RNA 转移和固定到硝酸纤维膜或尼龙膜上。

3. 制备探针

探针可以分为三种：DNA 探针、RNA 探针和寡核苷酸探针。

探针的标记物有同位素和非同位素（生物素、地高辛和荧光素等）。通过化学反应，在探针末端或全链便可带有标记物，然后用加热或加碱的方法使其变性成为单链。

4. 杂交

先用非特异的核酸溶液封闭膜上的非特异性序列，这是预杂交过程。

预杂交后，在适当的温度下使杂交液的单链探针与膜上的单链核酸分子结合成双链，即杂交。

通过洗膜过程，未结合的探针分子便可从膜上洗脱下来。

5. 检测

若探针与膜上 DNA 或 RNA 的序列具有同源性，通过放射自显影（同位素标记时）或免疫组织化学方法（非同位素标记时），在膜上特定部位便可见特异性的条带或斑点。

（二）以核酸杂交为基础的基因技术

1. 限制性片段长度多态性分析法

由于人类普遍存在 DNA 多态性现象，用一定的限制性核酸内切酶可以把基因组 DNA 切割成大小不同的片段，这种现象称为限制性片段长度多态性分析法（restriction fragment length polymorphism，RFLP）。

由于 RFLP 按孟德尔方式遗传，即子代的特异性 RFLP 片段均能从亲代中找到来源。因此，RFLP 可作为遗传疾病和遗传易感性疾病的遗传标记用于相关疾病的基因诊断。α- 地中海贫血多数为基因缺失，基因缺失后可引起 RFLP 的改变。如：正常人 DNA 用 EcoR I 和 BamH I 酶切后分别产生 23kb 和 14kb 的片段，但有一种基因型为 α 3.7 的 α- 地中海贫血患者的 DNA 用相同的 2 种酶酶切后却分别产生 19kb 和 10kb 的片段。因此，可用 RFLP 对 α- 地中海贫血作出产前诊断。

2. 限制性核酸内切酶酶谱分析法

由于碱基的改变引起了酶切部位的改变，所以就可能引起 DNA 电泳图谱的改变。

最常见的例子是镰刀型贫血（患者 β- 珠蛋白基因第 6 个密码子的第 2 个碱基由 A 变成 T）。正常人 DNA 用 Mst II 酶切后产生 1.15kb 和 0.20kb 这两个片段，而患者用 Mst II 酶切后只见 1.35kb 片段。

3. 等位基因特异寡核苷酸探针（allele specific oligonucleotide，ASO）杂交法

若引起疾病的基因突变序列已知，则可人工合成这段特异性的寡核苷酸，同时合成一段正常序列的寡核苷酸。用这两种探针与被检测样品杂交，若只能与突变探针杂交则为突变纯合子；只能与正常探针杂交则正常；既能与突变探针杂交又能与正常探针杂交则为突变杂合子；两者均不能杂交则可能是一种新的突变类型。

4. 荧光原位杂交（fluorescence in situ hybridization，FISH）法

用生物素、地高辛或荧光素等标记的探针与细胞或染色体中的 DNA 杂交，然后在荧光显微镜下观察或照相，便可对杂交信号进行定位。

例如：在对进行性肌营养不良症（Duchenne muscular dystrophy，DMD）进行基因诊断中，以缺失营养不良（dystrophin）基因外显子为探针，直接检测携带者，同时选取 X 染色体上与缺失部分相距较远的基因作对照。携带者显示单个荧光信号（对照位点为双信号）。若用多色 FISH 法可同时检测多个可能突变区的缺失情况。

5. 比较基因组杂交（comparative genomic hybridization，CGH）

提取患者基因组 DNA 和正常人基因组 DNA，用切口平移法分别标上不同的荧光（如：前者为绿色，后者为红色）制备探针，再把它们以 1∶1 比例混合，然后与正常人外周血白细胞的有丝分裂中期染色体进行原位抑制杂交（chromosomal in situ suppression，CISS）。杂交后的荧光信号通过计算机处理便可知患者基因组中的增加或缺失区域。

CGH 的优点是不需作细胞培养和中期染色体制作，且在不了解染色体结构的情况下，一次实验便可对整个基因组中所有的遗传物质的增减情况进行检测。

二、聚合酶链反应

（一）PCR 的基本原理

聚合酶链反应（polymerase chain reaction，PCR）是一种体外基因扩增技术，它利用 DNA 复制的原理和 DNA 变性及复性的性质实现目的基因的大量扩增。

1. PCR 反应的条件

根据 DNA 复制的原理，PCR 反应须具备以下条件：模板、DNA 聚合酶、引物（primer）、dNTP、Mg^{2+} 等。

（1）PCR 的模板。可以有两种：① DNA，可直接用于反应；② RNA，需要用逆转录酶逆转录成为 cDNA，然后用作 PCR 的模板。

（2）DNA 聚合酶。PCR 所用的 DNA 聚合酶是耐热 DNA 聚合酶（如：Taq DNA 聚合酶）。Taq DNA 聚合酶分离自水栖高温菌，其最适反应温度为 75~80℃，且经 90℃以上的加温后仍可在温度下降后具有较大的活性。所以这种酶特别适合于在不同温度点进行循环加温与降温，已被广泛应用于各种 PCR。

（3）引物。PCR 的引物一般有两条，分别与待扩增 DNA 片段两端的序列互补，可启动相对方向的 DNA 合成。

2. PCR 的基本步骤

PCR 的基本步骤为：变性、退火、延伸。这三个步骤组成一个循环，经过 25~30 个循环，目的 DNA 可增加 100 万倍以上，所以从很少量的样品即有可能扩增出电泳后肉眼可见的产物。

（1）变性。将 PCR 反应体系加热到 95℃，使 DNA 模板的双链打开成单链，为下一步结合引物奠定基础。

（2）退火。将体系的温度降至合适温度，引物便与模板结合。这时由于引物的加入量远远多于模板的量，所以引物与模板结合的比例远大于模板自身复性的比例。

（3）延伸。将反应体系的温度升至 72℃，DNA 聚合酶以 dNTP 为底物催化 DNA 的合成。合成的产物又可作为下一个循环的模板，启动新一轮扩增反应。

（二）以 PCR 为基础的基因技术

PCR 技术具有敏感性高、特异性强、扩增效率高、重复性好、操作简便等优点。PCR 技术已在基因克隆、基因改造、基因诊断等方面获得广泛采纳，已成为分子生物学最基本的技术之一。以 PCR 为基础的基因技术日新月异，比较成熟和普遍采用的有以下几种。

1. 巢式 PCR

先以一对外引物进行常规 PCR，取一部分扩增产物为模板，再用另一对内引物进行扩增反应的方法称为巢式 PCR（nested PCR）。

巢式 PCR 方法的优点是进一步提高灵敏度和特异性。如：以羊水或妊娠期妇女外周血为材料提取 DNA 进行产前基因诊断时，巢式 PCR 就能很好地发挥它的优势。

2. 多重 PCR

在同一 PCR 反应体系中加多对 PCR 引物进行扩增反应的方法叫多重 PCR（multiple

PCR）。这种方法可对某一特定基因的不同区域进行缺失诊断。

应用多重 PCR 最成功的例子之一就是对 DMD 的诊断。Dystrophin 基因定位于 Xp21，是人类最大的基因，全长 2.4Mb，占整个 X 染色体长度的 1% 及整个基因组长度的 0.1%。Dystrophin 基因突变的形式有多种，其中以缺失较常见（约占 65%）。有人设计了 9 对引物，通过多重 PCR 可检测到 98% 的缺失和重复突变。

3. 逆转录 PCR

先以 RNA 为模板通过逆转录反应合成 cDNA，再以 cDNA 为模板合成双链 cDNA，在此基础上再进行 PCR 称为逆转录 PCR（reverse transcription PCR，RT-PCR）。由此可见，RT-PCR 在基因表达（mRNA 水平）研究和对 RNA 病毒的基因诊断中具有特殊作用。

4. 定量 PCR

广义概念的定量 PCR（quantity PCR）技术是指以外参照或内参照为标准，通过对 PCR 终产物的分析或 PCR 过程的监测，进行 PCR 起始模板量的定量。

所谓"外参法"是指样本与阳性参照在两个反应容器内反应。使用"外参法"不能对样品进行质控检测，易出现假阴性和假阳性结果。"内参法"是指样本与阳性参照在一个反应容器内反应。它可对样品进行质控检测，排除假阴性结果。

传统的定量 PCR 采用终点法对 PCR 终产物进行定量分析，即 PCR 到达平台期后进行检测。但 PCR 经过对数期扩增到达平台期时，检测重现性极差，所以通常加入内标，对样本进行质控检测，排除假阴性结果，这样能部分消除终点法定量的不准确性。

根据标准物来源不同可分为非竞争内标法（noncompetitive quantitative PCR）和竞争内标法（competitive quantitative PCR）。

（1）非竞争内标法。这种方法以从细胞或组织中提取的标本中与靶基因无关的其他 DNA（RNA）为内标，与靶基因在同样的反应条件下，在一个反应试管内进行同步扩增。通过靶基因和内标扩增产物的比较对靶基因进行相对定量。

目前主要用于检测用药前后或正常与非正常细胞（组织）靶基因含量的变化，用于疾病治疗的监测。

非竞争内标法的主要优点是简便（需构建内标品）、可以消除反应管之间的差异，以及在一定程度上消除标本间的变异。

（2）竞争内标法。它的内标由基因工程方法合成，具有与靶基因相同的扩增效率和引物结合位点。在同一反应管内，靶基因、内标物与引物竞争性结合，进行同步扩增。由于竞争作用，当一种模板量逐渐增加时，另一种模板的扩增产物相对逐渐减少，靶基因与内标物的扩增产物量比值与它们各自初始状态时的模板分子数的比值是一致的。根据标准品的准确含量制作标准曲线准确定量。

内标构建中特别要求扩增效率与靶基因扩增效率一致，如果靶基因序列和内标相同，那么扩增过程中两者的实际扩增效率就接近一致，就可以对靶基因进行绝对定量（即确定样品中靶基因准确分子数），否则只能相对定量（即确定样本间靶基因分子数的差异）。

总体上说，加入内标物，能够消除 PCR 扩增过程中于反应管与反应管间以及标本之间存在的差异。

5. 实时定量 PCR

实时定量 PCR 是一种严格意义上的定量 PCR。

实时定量 PCR（real-time quantity PCR）运用外标法（荧光杂交探针或荧光染料保证

PCR 的特异性）通过监测 PCR 过程（监测扩增效率）达到精确定量起始模板数的目的，同时以内对照有效排除假阴性结果（扩增效率为零）。

实时定量 PCR 方法有效地解决了传统定量只能终点检测的局限，实现了每一轮循环均检测一次荧光信号的强度，并记录在电脑软件之中，通过对每个样品循环阈值（cycle threshold，C_t）值的计算，根据标准曲线获得定量结果。

1996 年由美国 Applied Biosystems 公司推出的实时荧光定量 PCR 技术不仅实现了 PCR 从定性到定量的飞跃，而且与常规 PCR 相比具有特异性更强，有效解决 PCR 污染问题、自动化程度高等特点。在医学上，实时定量 PCR 已广泛应用于病毒、细菌、遗传病和肿瘤的早期诊断中。

（1）循环阈值。在实时荧光定量 PCR 中，C_t 的含义是每个反应管内的荧光信号达到设定的阈值时所经历的循环数。在设定荧光阈值时把 PCR 反应前 15 个循环的荧光信号作为荧光本底信号，荧光阈值的缺省设置是 3~15 个循环荧光信号的标准偏差的 10 倍。

研究表明，每个模板的 C_t 值与该模板的起始拷贝数的对数存在线性关系，起始拷贝数越多，C_t 值越小（见图 5-2）。C_t 值的重现性极好，同一模板在不同时间扩增或同一时间在不同管内扩增，得到的 C_t 值是恒定的。利用已知起始拷贝数的标准品可作出标准曲线。因此，只要获得未知样品的 C_t 值，即可从标准曲线上计算出该样品的起始拷贝数。

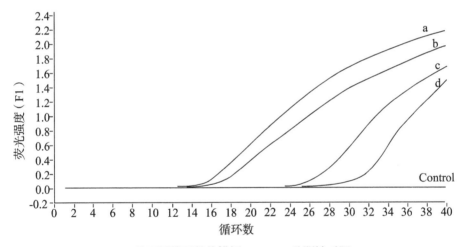

a, b, c, d 为不同拷贝数的模板；Control 为阴性对照。

图 5-2 实时定量 PCR

由于 C_t 值极好的重复性以及 C_t 值与起始模板的线性关系，荧光定量 PCR 一般不需要内标。但是如果在待测样品中加入已知起始拷贝数的内标，则 PCR 反应变为双重 PCR。双重 PCR 反应中存在两种模板之间的干扰和竞争，尤其当两种模板的起始拷贝数相差比较大时，这种竞争会表现得更为显著。由于待测样品的起始拷贝数是未知的，所以无法加入合适数量的已知模板作为内标。但这种方法能够监测扩增效率，阳性样本定量准，同时排除假阴性结果。利用外标准曲线的实时荧光定量 PCR 是迄今为止定量最准确，重现性最好的定量方法，已得到全世界的公认，并广泛用于基因表达研究、转基因研究，药物疗效考核和病原体检测等诸多领域。

（2）TaqMan 荧光探针法。荧光定量 PCR 所使用的荧光有 TaqMan 荧光探针和 SYBR

荧光染料两种。

TaqMan 荧光探针为一寡核苷酸两端分别标记一个报告荧光基团和一个淬灭荧光基团。当探针完整时,报告基团发射的荧光信号被淬灭基团吸收;而 PCR 扩增时,Taq 酶的 $5' \rightarrow 3'$ 外切酶活性将探针酶切降解,使报告荧光基团和淬灭荧光基团分离,从而荧光监测系统可接收到荧光信号,即每扩增一条 DNA 链,就有一个荧光分子形成(见图 5-3)。TaqMan 荧光探针法实现了荧光信号的累积与 PCR 产物形成完全同步。

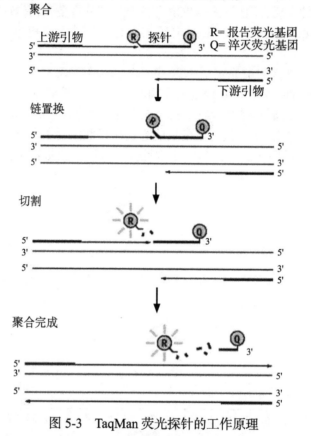

图 5-3　TaqMan 荧光探针的工作原理

(3)SYBR 荧光染料法。SYBR 是将过量的 SYBR 荧光染料加入 PCR 反应体系中,SYBR 荧光染料特异性地掺入 DNA 双链后,发射荧光信号,而不掺入链中的 SYBR 染料分子不会发射任何荧光信号,从而保证荧光信号的增加与 PCR 产物的增加完全同步。

6. 联合 PCR 技术

PCR 技术与其他技术相结合,可发挥各自的优势。这些联合技术主要有:

(1)PCR- 单链构象多态性(single strand conformation polymorphism,SSCP)。PCR 产物经变性成单链,若单链 DNA 碱基不同,其构象就不同,则其电泳行为也不同,故在聚丙烯酰胺凝胶电泳图谱上便可区分单个碱基的突变。

(2)PCR-ASO。先进行 PCR 以增加 DNA 量,然后用 ASO 杂交法进行基因诊断。

(3)PCR-RFLP。PCR 产物用一定的限制性核酸内切酶消化,根据片段长度多态性来作出诊断。

(4)PCR- 限制性核酸内切酶谱分析法。 PCR 产物用一定的限制性核酸内切酶消化后，根据酶谱变化来作出诊断。

三、核酸序列分析

核酸序列分析（sequencing）是最确切的基因分析方法。它通过测定碱基排列顺序而发现 DNA 的具体变异情况。

核酸序列分析的基本方法有化学裂解法和双脱氧核苷酸末端终止法两种。

（一）化学裂解法

先用同位素标记 DNA 的 5' 端，然后用特定的化学试剂使 DNA 链在 1 个碱基或 2 个碱基处发生专一性断裂，形成一系列大小不等的 DNA 片段，再用聚丙烯酰胺凝胶电泳分离 DNA，最后经放射自显影即可在 X 光片上读出碱基序列。

（二）双脱氧核苷酸末端终止法

双脱氧核苷酸末端终止法又可根据其发明者的姓氏称为 Sanger 法（见图 5-4）。用四种 2',3' - 双脱氧核苷酸（ddNTP）部分代替脱氧核苷酸（dNTP）作为底物进行 DNA 的合成反应。因 ddNTP 核糖上的第 3 位碳原子上没有羟基，不能与下一核苷酸反应生成 DNA 链中的磷酸二酯键，所以反应不能继续下去。用同位素标记 dNTP 中的任一种，经放射自显影即可在 X 光片上读出碱基序列。

DNA 序列分析目前基本用自动化测序仪进行，它已在基因分析中发挥着越来越大的作用。

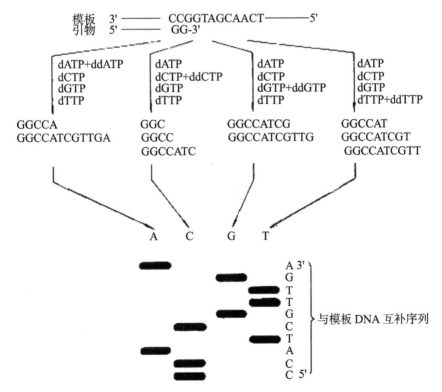

图 5-4　Sanger 法测定 DNA 序列

四、转基因技术

（一）转基因技术的概念

转基因技术（transgenic technology）是指利用分子生物学技术，将某些生物的基因转移到其他物种中，改造生物的遗传物质，使遗传物质得到改造的生物在性状、营养和消费品质等方面向人类需要的目标转变。

（二）转基因技术的应用

转基因技术在农业生产、动物饲养、医药研究等诸多领域有着广泛的应用前景。

1. 转基因植物

世界上第一种转基因植物是 1983 年培育成功的含有抗生素药类抗体的烟草。世界上第一种转基因食品是 1993 年投放美国市场的转基因晚熟西红柿。转基因农作物可能同时具有高产、优质、抗病毒、抗虫、抗寒、抗旱、抗涝、抗盐碱、抗除草剂等多重优点。因此，农业转基因技术可保障农业的可持续发展，是解决世界温饱问题的一种根本途径。

据国际转基因技术推广组织发布的数据，2002 年全球转基因农作物种植面积扩大了12%，达到 5870 万公顷，这是自 1996 年以来转基因作物面积连续第 7 年以两位数速度增长。

2. 转基因动物

把目的基因整合到受精卵细胞或胚胎干细胞中，然后将细胞导入动物子宫，最后发育成个体，这种个体能够把目的基因继续传给子代。被导入的目的基因称为转基因（transgene），而目的基因的受体动物称为转基因动物（transgenic animal）。

现在已建立了转基因小鼠、转基因羊等多种动物模型。转基因动物对于研究人体基因的结构和功能具有重要的作用。

转基因技术在动物饲养领域也取得了很大进展。除了蛋、奶、肉、毛皮等的产量与质量提高外，转基因动物还在医药领域独辟蹊径。通过转基因技术获得特殊基因的动物不仅可能直接生产多种药品，而且利用转基因猪的器官进行人类器官移植也已列入科学家的探讨范围。

五、诱导性多能干细胞

（一）诱导性多能干细胞的概念

诱导性多能干细胞（induced pluripotent stem cells，iPS）由日本京都大学教授山中申弥（Shinya Yamanaka）于 2006 年在世界著名学术杂志 Cell 上率先报道。他们利用病毒载体将4 个转录因子（Oct4、Sox2、Klf4 和 C-myc）的组合转入分化的体细胞中，发现可诱导其发生转化得到的类似胚胎干细胞的一种细胞类型，因而将其命名为诱导性多能干细胞。

iPS 细胞在形态、基因和蛋白表达、表观遗传修饰状态、细胞倍增能力、类胚体和畸形瘤生成能力、分化能力等方面都与胚胎干细胞相似。iPS 技术因此荣登 2008 年美国 Science 杂志的"十大科技突破"的榜首。Shinya Yamanaka 与英国发育生物学家 John B. Gurdon 同时获得 2012 年度"诺贝尔生理学与医学奖"。

（二）诱导性多能干细胞的应用

iPS 细胞可由任意类型的成体细胞通过重编产生。在诱导出患者的 iPS 细胞后，经过恰当的程序诱导后，可产生用于患者治疗所需的组织细胞。这样就避开了破坏胚胎引起的伦理问题，且由于是来自患者自体的细胞故不会发生免疫排斥，这些优势使 iPS 细胞有望在未来的细胞研究治疗领域与再生医学研究领域占据主导地位。

此外，应用该技术将疾病患者特异性 iPS 细胞向相应疾病中功能细胞定向诱导分化，并以此作为模型研究某些疾病的发病机制，对现有药物作出个体化的评估，发现新的治疗靶点和筛选新的药物，将为重大性疾病的基础及临床研究开辟新的研究方法和技术平台。

鉴于 iPS 细胞在疾病研究中的重要作用与巨大潜力，哈佛大学干细胞研究所于 2008 年启动了建立疾病特异干细胞库的计划，日本也在京都大学、庆应大学和熊本大学成立了由患者正常成体组织细胞诱导而来的 iPS 研究中心。

我国人口众多，患病群体数目非常庞大发展迅速，针对我国特有的疾病类型的 iPS 细胞库的建立成为当务之急。

六、核转移技术

（一）核转移技术的概念

核转移技术（nuclear transfer，NT）又称动物整体克隆技术，指将动物发育不同时期胚胎或成体细胞的细胞核，经显微操纵技术和细胞融合的方法移植到已去除细胞核的受精卵或成熟卵母细胞中，重新构建新的胚胎，使重构胚发育为与供核细胞基因型相同的后代（见图 5-5）。该过程又称为"生殖性克隆"。这样的个体所

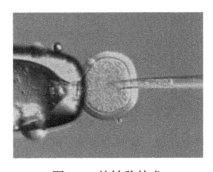

图 5-5 核转移技术

携带的遗传性状仅来自一个父亲或母亲个体，实际上是无性繁殖。从遗传角度上讲，这是一个个体的完全拷贝，故称为克隆，也称核移植（nuclear transplation）。由于核转移衍生的胚胎干细胞在遗传学上与供体一致，有可能用于治疗某些疾病。因此，这个过程称为"核移植治疗"或"治疗性克隆"。

1996 年 7 月 5 日，世界上第一只克隆羊多莉（Dolly）在苏格兰的罗斯林研究所诞生。多莉是一个克隆，她不是经精卵的结合而产生的，而是来自于一只 6 岁母羊的乳腺细胞的遗传物质。科学家把乳腺细胞和另一只羊的先去除全部遗传物质的卵融合。乳腺细胞的基因留在卵内，指导其生长和发育。这是核转移技术的一个成功例子。这一事件一经报道便成为震撼世界的头条新闻，科学家、哲学家、伦理学家、宗教家和政治家，甚至国家首脑都卷入了一场关于这一科学成就与人类命运关系的激烈论战中。

（二）核转移技术的应用

核转移技术具有广泛的应用前景。

1. 异种移植器官供体动物的研究与开发

目前在医学上，器官移植的最大困难就是供体的缺乏。同种间的器官移植若血型不符，

容易产生免疫排斥反应，这也是器官移植失败的主要原因之一。若能通过核转移技术进行异种间的核转移则有可能产生无免疫反应的器官。

2. 动物制药工厂

若把人类的有关基因在动物体内表达则可能生产人体需要的蛋白质或酶。如：美国用山羊生产出人抗凝血因子Ⅲ，英国已从羊和牛的乳汁中生产人 α-1-抗胰蛋白酶，日本正进行用猪生产人生长激素，荷兰正研究用牛生产胶原蛋白，等等。

3. 细胞水平治疗疾病的研究

运用克隆技术制备转基因细胞，用敲除标记蛋白基因的细胞做出转基因动物，然后在转基因动物上获取所需细胞在体外传代培养，可得到均一的细胞集团。这些细胞集团可在必要时期按必要的量供给患者进行细胞水平治疗。如：治疗帕金森氏病和遗传性舞蹈症的神经细胞、治疗糖尿病的胰岛细胞和治疗艾滋病的 T 杀伤细胞等。

4. 治疗性克隆技术

治疗性克隆技术又被称为体细胞核转移技术。它所产生的细胞更加年轻，而且其潜在的治疗价值更大。在不用药的情况下使老化的或有缺陷的免疫系统重新恢复，选择组织配型，或降低宿主排斥反应发生的危险性都具有十分重要的临床应用价值。如：老年人体内注射新的免疫细胞就有可能预防其死于肺炎。

5. 建立人类疾病动物模型

通过动物模型获得与人类疾病相似的症状，发现致病的关键基因、新基因或已知基因的新功能。

七、基因剔除技术

（一）基因剔除技术的概念

基因剔除（gene knock out）或基因靶向（gene targeting）灭活就是要将生物体中某一特定的基因功能给破坏，再去研究当生物体缺少了这个基因在生长发育的过程中会有怎样的改变，或者会好发怎样的疾病。

基因剔除的基本过程是将灭活的基因放入胚胎干细胞中使这一灭活基因通过同源重组取代原有的目的基因，筛选到基因已定点灭活的细胞后，将细胞通过显微注射注入小鼠。细胞在小鼠囊胚中参与胚胎的发育，最终形成嵌合体小鼠（只灭活了等位基因中的一个）。由于嵌合体小鼠的一部分生殖细胞是来源于胚胎干细胞的，所以通过小鼠培育即可获得纯合子基因剔除小鼠。

（二）基因剔除技术的应用

基因剔除技术是研究已知基因或未知基因功能的强大工具，尤其在后基因组时代，所面临的另一个重大问题便是这些新发现的未知基因究竟翻译出怎样的蛋白质，这些蛋白质又扮演怎样的生理功能？这些问题除了在许多的体外分析系统可以获得相当程度的解答外，最终还是希望可以在活体中验证，进而推展至人体。所以最简单的想法就是将这个基因在生物体内先剔除，剔除后的动物再进行不同的分析，推论出此基因的功能。

基因剔除技术自 1988 年发展以来，不但可以生产出缺少特定基因的动物，而且可以利用此技术改造现有基因组成，更能与基因转移技术互相结合。基因工程技术不但可以在生物体内真正观察基因的功能，而且可以专一地研究此基因的各种性质。最重要的是，这些突变可以遗传至下一代，而这些特殊动物品系能提供给研究者可贵的信息。

现在，利用基因转移技术及基因剔除技术所生产出的动物，提供了医学界研究基因和疾病间关系的途径；在临床上，因为有相似病程的动物模式（animal model）出现，让新药的试验更具时效性，使得开发药物的进展加速；在学术研究上，大至染色体片段，小至单一基因的功能，均可以利用此技术对基因的功能与调控机制有更详尽的了解；在生物产业方面，这些技术更可以运用在生物工厂（biofactory）的生产上，大量制造一些可以运用于人体的生物制剂或移植器官等。

八、RNA 干扰技术

（一）RNA 干扰技术的概念

生物体内，当外源性或内源性双链 RNA（double-stranded RNA，dsRNA）进入细胞后，识别含有其互补序列的 mRNA 并与之结合后，在酶的作用下降解 mRNA，从而干扰相应基因表达。这一现象称为 RNA 干扰（RNA interference，RNAi）。

RNA 干扰现象是一种广泛存在于生物界的古老现象，早在动植物分化之前的生物体内就已经产生了。RNAi 在生物抵御病毒感染、维持基因组中转座子的稳定，以及某些生物生殖细胞的发育过程中都起着重要作用。

（二）RNA 干扰技术的原理

RNAi 作用的基本原理是一些短干涉 RNA（short interfering RNA；small interfering RNA，siRNA）结合一个核酸酶复合物形成 RNA 诱导沉默复合体（RNA-induced silencing complex，RISC）。该复合体由核酸内切酶、核酸外切酶、解旋酶等组成，对靶 mRNA 具有识别和切割作用，激活的 RISC 通过碱基配对定位到同源 mRNA 转录本上并切割它，从而可以破坏特定目的基因转录产生的 mRNA，使其功能沉默（gene silencing）。

由于 siRNA 作用的阶段是在目的 DNA 转录成为 mRNA 以后，即在转录后，所以 RNAi 引导的基因沉默又称转录后基因沉默（post transcriptional gene silencing，PTGS）。

目前认为 RNAi 的可能机制可分为三步（见图 5-6）。

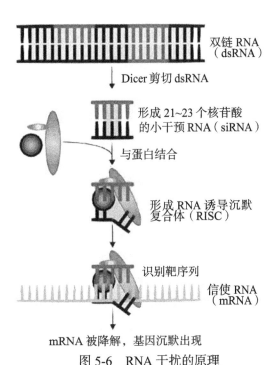

双链 RNA（dsRNA）

Dicer 剪切 dsRNA

形成 21~23 个核苷酸的小干预 RNA（siRNA）

与蛋白结合

形成 RNA 诱导沉默复合体（RISC）

识别靶序列

信使 RNA（mRNA）

mRNA 被降解，基因沉默出现

图 5-6　RNA 干扰的原理

1. dsRNA 的生成

dsRNA 是诱导细胞 RNAi 的关键组分，外源 DNA、RNA 序列均可激发细胞产生相应的 dsRNA，但产生的方式不同。RNA 病毒在病毒或细胞中 RNA 依赖性 RNA 聚合酶（RNA-dependent RNA polymerases，RdRP）的催化下，合成病毒的 RNA 序列互补链，并与之结合形成 dsRNA；DNA 病毒、重组基因、转基因等 DNA 序列，在细胞转录出 RNA 后，经 RdRP 形成 dsRNA；而转座子由于其本身具有反向重复序列（inverted repeats），细胞可以通过"通读转录"这种反向重复序列直接产生 dsRNA；细胞中正义和反义 RNA 的同时转录也可产生 dsRNA；这种 dsRNA 可以是分开的两个 RNA 分子互补形成分子间双链，也可以是一个 RNA 分子回折，自身互补，形成分子内双链。

2. siRNA 的生成

形成的 dsRNA 要在细胞中大量扩增，当其在细胞中达到一定量的时候，会被一种特异的核酸内切酶（一种具有 RNase III 样活性的核酸酶，在果蝇中称为 Dicer，含有解旋酶活性以及 dsRNA 结合结构域和 PAZ 结构域）识别并与之结合形成酶 -dsRNA 复合体。在该酶的作用下，细胞中的单链靶 mRNA（即与 dsRNA 具有同源序列的 mRNA），会与 dsRNA 的正义链发生链互换，原先 dsRNA 中的正义链被 mRNA 代替，从酶 -dsRNA 复合物中释放出来，而 mRNA 则处于原先的正义链的位置。此后，在 ATP 的参与下，细胞中存在的另一种复合体——RISC 利用结合在其上的核酸内切酶活性切割靶 mRNA 分子中与 dsRNA 反义链互补的区域，形成了 21~23nt 的 dsRNA 小片段——siRNA，每个片段的 3' 端都有 2 个碱基突出。它又可以指导形成 RISC。尽管切割的确切机制尚不明了，但每个 RISC 都包含一个 siRNA 和一个不同于 Dicer 的 RNA 酶。

3. RNAi 的实现

siRNA 还可作为一种特殊的引物，在 RdRP 酶的作用下以靶 mRNA 为模板合成 dsRNA 分子，这些 dsRNA 分子又可被 RISC 切割形成新的 siRNA，新的 siRNA 又可进入上述循环，这种过程称为随机降解性聚合酶链式反应（random degradative PCR）。新生的 dsRNA 反复合成和降解，不断产生新的 siRNA，从而使靶 mRNA 渐进性减少，导致目的基因沉默，呈现 RNAi 现象。

另外，还有研究证明，含有启动子区的 dsRNA 在植物体内同样被切割成 21~23nt 长的片段，这种 dsRNA 可使内源相应的 DNA 序列甲基化，从而使启动子失去功能，使其下游基因沉默。

RNA 干扰技术是在研究反义 RNA（antisense RNA）的过程中发现的，但其作用效果比反义 RNA 更好。由于是一种基因转录后的调节机制，对于高表达的一些基因，其关闭效果可能比不上基因敲除那样能达到 100%，但它比基因敲除要简便得多，而且对于一些敲除后能导致细胞死亡的有重要功能的基因和一般表达水平不高的基因，RNAi 不失为一种能有效"敲低"或关闭基因，从而进行基因功能研究或进行特异基因治疗的快速、简便的新方法。

RNAi 正在功能基因组学领域掀起一场真正的革命，并将彻底改变这个领域的研究步伐。为此，RNAi 被 Science 杂志评为 2002 年最重要的科研成果之一。

（三）RNA 干扰技术的应用

RNA 干扰技术是一种非常有用的研究工具。它比在基因编码区加入选择标记的基因敲除技术更优越。它可以用于生物不同发育阶段加以选择，而通常敲除 1 个基因可能在未知该基因功能时会使该胚胎死亡。RNAi 在研究基因的功能、治疗病毒性疾病和肿瘤等方面已取得了许多进展。

1. 用于功能基因组分析

由于 RNAi 作用能够定向关闭生物体内的某一基因，使其不发挥作用，同时不影响其他基因，所以它方便了人们对特定基因功能的研究。随着越来越多生物全基因组序列的公布，了解这些基因在生长和发育中的作用越来越受到人们的关注。由于通过转化、注射、喂饲 dsRNA 分子，都可以使得内源的同源基因沉默而表现出相应功能丧失的表型。因此，RNAi 为实现这一目标提供了一种新的有效的方法。

2. 用于生物遗传改良

RNAi 引发的 PTGS 是生物体中一种原始的生物免疫机制。利用植物病毒的 RNAi 可以直接作为 PTGS 的激发子，并且可通过病毒来源的基因引发植物对病毒的终生系统抗性特点。针对病毒致病基因设计短片段的 dsRNA 对植物进行预处理，从而引发植物对病毒mRNA 的干涉，使植物对病毒具有一定的抗病性。

3. 抑制有害基因的表达，用于基因治疗

从理论上讲，针对有害基因序列设计 dsRNA，将 dsRNA 导入生物体内或让 dsRNA在生物体内转录，利用 dsRNA 引发其同源内源有害基因的 mRNA 序列的降解，从而可达到抑制该有害基因表达的目的。如：可以利用 RNAi 技术抑制病毒而用于治疗病毒性疾病，抑制癌基因则有可能用于治疗肿瘤，等等。

九、基因芯片技术

随着人类基因组计划（human genome project，HGP）的实施和分子生物学相关学科的迅猛发展，越来越多的动植物基因组序列得以测定，基因序列的数据正在以前所未有的速度增长。建立新型的杂交和高速测序方法以及对大量信息进行高效、快速的检测和分析就显得十分重要了。在这样的情势下发展起一门新兴技术——基因芯片，又称 DNA 芯片。基因芯片技术正在促使分子生物学和生物技术发生一场变革。

（一）基因芯片的基本原理

基因芯片的概念来自于计算机芯片，发展神速。基因芯片（gene chip）技术将大量（通常每平方厘米点阵密度高于 400）探针分子固定于支持物上后与标记的样品分子进行杂交，通过检测每个探针分子的杂交信号强度进而获取样品分子的数量和序列信息。

基因芯片能够在同一时间内分析大量的基因，实现生物信息的大规模检测。基因芯片从实验室走向商业化是直接得益于探针固相原位合成技术和照相平版印刷技术的有机结合以及激光共聚焦显微技术的引入。前两种技术使得合成、固定高密度的数以万计的探针分子切实可行，激光共聚焦显微扫描技术使得可以对杂交信号进行实时、灵敏、准确的检测和分析。

基因芯片具有高集成度、高并行处理能力，可自动化分析，因此它可对不同组织来源、不同细胞类型和不同生理状态的基因表达进行监测，获得基因表达的功能谱。

1. 生物芯片

根据同样的理论，几乎所有的生物大分子，如 DNA、蛋白质、糖，甚至人工合成的肽核酸（peptide nucleic acid，PNA）分子，均可作为芯片上的探针。因此，基因芯片是生物芯片（biochip）的一大类。

2. 基因芯片技术的基本要点

基因芯片技术一般都包含 DNA 方阵的构建、基因芯片样品的制备、杂交和杂交图谱的检测及分析四个基本要点。

（1）DNA 方阵的构建。基因芯片的制作方法有点接触加法、分子印章法、光刻 DNA 合成法、喷墨法和原位合成法。

（2）基因芯片样品的制备。DNA 样品的来源主要是从细胞中提取的 mRNA 逆转录成的 cDNA 文库、用 PCR 扩增技术和 DNA 固相合成技术获取人们希望的各种基因序列。

（3）杂交。固定在芯片上的成千上万样品与经过标记（同位素或荧光素标记）的样品核酸在严格条件下进行杂交，杂交后的芯片经过严格条件下三洗涤以除去未杂交的一切残留物。

（4）杂交图谱的检测及分析。杂交后的芯片放入芯片扫描仪，芯片点阵中的每一个单元微点都是一个传感器的探头。精密的扫描仪或 CCD 摄像技术可以采集杂交信号，包括杂交点的荧光信号装置、荧光强弱。双色荧光测定则分别测读两种荧光的强度，然后再用软件进行计算机分析和运算。

（二）基因芯片的主要类型

根据将寡核苷酸固定到固相支持物上的不同，芯片的制作总体上分为片上原位合成（in situ synthesis）寡核苷酸点阵芯片和用微量点样技术制作 cDNA 点阵芯片两种。

基因芯片的支持物有多种，如玻璃片、硅片、聚丙烯膜、硝酸纤维素膜、尼龙膜等。作原位合成的支持物在聚合反应前要先使其表面衍生出羟基，并与保护基建立共价连接。

1. 原位合成技术

原位合成法主要为光引导聚合技术（light-directed synthesis），它不仅可用于寡聚核苷酸的合成，也可用于合成寡肽分子。光引导聚合技术是照相平版印刷技术（photolithography）与传统的核酸、多肽固相合成技术相结合的产物。此方法为合成高密度核酸探针及短肽阵列提供了一条快捷的途径。半导体技术中曾使用照相平板技术法在半导体硅片上制作微型电子线路。

通常原位合成方法仍然比较复杂，除了在基因芯片研究方面享有盛誉的 Affymetrix 等公司使用该技术合成探针外，其他中小型公司大多使用合成点样法。

2. 微量点样技术

微量点样技术在多聚物的设计方面与原位合成方法相似，合成工作用传统的 DNA 或多肽固相合成仪完成，只是合成后用精密的自动化微量点样装置将其以比较高的密度涂布于硝酸纤维膜、尼龙膜或玻片上。支持物应事先进行特定处理，例如包被以带正电荷的多聚赖酸或氨基硅烷。现在已有比较成型的点样装置出售。

（三）基因芯片技术的主要应用

研究基因生物学功能的最好方式是监测基因在不同组织、不同发育阶段和不同健康状况下在机体中活性的变化。这是一项非常麻烦的工作，但基因芯片技术可以允许研究人员同时测定成千上万个基因的作用方式，几周内获得的信息用其他方法几年才能得到。

基因芯片技术曾被美国科学促进会列为 1998 年度自然科学领域十大进展之一，足见其在科学史上的意义。

现在，基因芯片的应用越来越广泛，已渗透到生物科学众多的领域之中，这些应用包括基因表达检测、突变检测、基因组多态性分析和基因文库作图、杂交测序等方面。将生物传感器与芯片技术相结合形成的新型生物传感器，已成为当今国内外侦检的主要手段之一，应用的领域主要包括环境中的毒物侦检、食品饮水的检测、医学临床检测等方面。

在实际应用方面，生物芯片技术在医学、农学、生物相关领域等有着广泛的用途。

1. 基因芯片在医药领域中的应用

基因芯片最早被用于遗传病的研究，现在可广泛应用于疾病诊断和治疗、疾病分类、药物筛选、发病机制、愈后判断、药物筛选和寻找可能的药物靶标等方面。它将为人类认识生命的起源、遗传、发育与进化、为人类疾病的诊断、治疗和防治开辟全新的途径，为生物大分子的全新设计和药物开发中先导化合物的快速筛选和药物基因组学研究提供技术支撑平台。肿瘤研究用芯片开发迅速，癌基因突变检测芯片已经得到开发，可直接供医疗卫生部门使用。

2. 基因芯片在农业上的应用

基因芯片广泛用于农作物的优育和优选。

3. 基因芯片在其他领域中的应用

基因芯片还可用于司法鉴定、食品卫生监督、环境检测、国防、航天等许多领域。

我国 1999 年 3 月国家科学技术部起草的《医药生物技术"十五"及 2015 年规划》所列 15 个关键技术项目中，就有 8 个项目（基因组学技术、重大疾病相关基因的分离和功能研究、基因药物工程、基因治疗技术、生物信息学技术、组合生物合成技术、新型诊断技术、蛋白质组学和生物芯片技术）要使用生物芯片。另外，生物芯片技术还被单列为一个专门项目进行规划。总的来说，生物芯片技术在医学、生命科学、药业、农业、环境科学等凡是与生命活动有关的领域中均具有重大的应用前景。

十、染色质免疫共沉淀技术

目前，随着人类基因组测序工作的完成，功能基因组学研究已经成为热点。而基因的表达调控是功能基因组学的一个重要方向。研究某个蛋白质（转录因子）对基因表达的调控功能，可以通过对蛋白质活性（激活或抑制其活性）、蛋白质数量（过表达或表达缺失）以及蛋白质功能（功能缺陷型蛋白）的控制来影响下游基因的表达，而下游基因的变化又可以通过 RT-PCR 或基因芯片等方法进行表达谱差异的研究。但是，这都无法提供证据证明这些变化是受某个蛋白质直接调节还是间接由其他变化导致的结果。因此，如果想要提供蛋白质直接调控基因表达的证据，就需要直接检测和证明蛋白质-DNA 的相互作用关系。

采用传统的方法，如电泳迁移率变动分析（electrophoretic mobility shift assay，EMSA）等可以研究蛋白质-DNA 的相互作用。但这些方法是将蛋白质与核酸在试管内进行反应，也就是通常所说的体外生化试验，因此，具有一定的局限性，不能充分反映细胞或者个体在生理情况下 DNA 与蛋白相互作用的真实情况，而且很难捕捉到在染色质水平上基因表达调控的动态瞬时事件和空间构象情况。染色质免疫沉淀技术就是在这样的形势下应运而生的。

（一）ChIP 的基本原理

1. ChIP 的概念

染色质免疫沉淀技术（chromatin immunoprecipitation，ChIP）是一种研究体内 DNA 与蛋白质相互作用的方法。它的基本原理是在生理状态下把细胞内的蛋白质和 DNA 交联在一起，利用超声波方法将其打碎为一定长度范围内的染色质小片段，然后通过免疫学方法，运用目的蛋白抗体与抗原蛋白质结合，特异性地富集与其形成复合体的 DNA 片段。将所获取的 DNA 片段纯化回收后，结合现代分子生物学技术，可对目的片断进行鉴定和检测，进而获得蛋白质与 DNA 相互作用的信息（见图 5-7）。

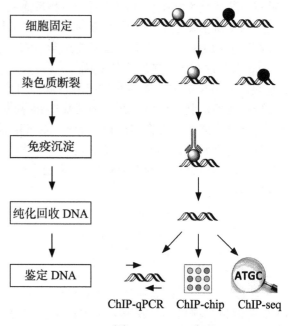

图 5-7　ChIP 流程

2. ChIP 的基本步骤

ChIP 的基本步骤包括 DNA 与蛋白质的交联、染色质断裂和免疫沉淀。

（1）DNA 与蛋白质的交联。通常以终浓度为 1% 的甲醛来固定体内 DNA 与蛋白质的相互作用。甲醛能有效地使蛋白质—蛋白质、蛋白质-DNA 和蛋白质-RNA 交联，形成复合体，防止细胞内组分的重新分布。

交联的原理是在甲醛的作用下，DNA 碱基上的氨基或亚氨基和蛋白质上的氨基及赖氨酸、精氨酸、组氨酸和色氨酸残基的侧链氨基与另外的 DNA 和蛋白质上的氨基或亚氨基交联在一起，在短时间内形成生物复合体，防止细胞内组分的重新分布。甲醛并不作用于游离的双链 DNA，从而避免 DNA 的损伤。甲醛的交联反应是完全可逆的，以便在后续步骤中对 DNA 和蛋白质进行分析。交联时间通常为 5min 到 1h，具体时间应当根据实验而定。值得注意的是，交联时间如果过长，细胞染色质难以用超声波破碎，影响 ChIP 结果，而且实验材料也容易在离心过程中丢失。交联时间如果过短，则交联不完全，产生假阴性。甲醛的交联反应可被加入的甘氨酸终止。

（2）染色质断裂。通常染色质可被物理方法（超声波）或化学方法（酶，如 Micrococcal Nuclease）切成 100~1000bp 的片段。这样一来，与 DNA 结合的目标蛋白质将容易被暴露，有利于抗体充分识别。超声波是使用机械力断裂染色质，将产生热量，容易引起升温，引起蛋白质变性，进而影响 ChIP 的效率。所以，在超声过程中，要将样本放在冰水浴中进行，且要设计时断时续的超声程序，保证低温。Micrococcal Nuclease 可以将染色质切成一到几个核小体，比超声波处理的结果更精致，更均一。

（3）免疫沉淀。将目的蛋白质的抗体加入富含染色质小片段的缓冲液中，利用抗原蛋白质和抗体的特异性结合，将与目的蛋白质形成复合体的 DNA 片段沉积下来。

（二）ChIP 技术的主要应用

ChIP 技术可以真实地反映体内蛋白质因子与基因组 DNA 结合的状况。特别是近年来经过不断发展和完善，其应用范围已经从研究目的蛋白质与已知靶序列间的相互作用，发展到研究目的蛋白质与整个基因组的未知序列的相互作用，以及目的蛋白质在调控染色质空间构象情况方面地作用。随着对基因功能研究的不断深入和技术手段的不断更新，目前，这项技术正越来越多地被应用于科研的各个领域。

1．ChIP-qPCR 的应用

染色质免疫共沉淀—定量 PCR 技术（ChIP-qPCR）就是运用比较精确的实时定量 PCR 方法检测与蛋白质形成复合体的 DNA 样品，此方法也称为实时定量染色质免疫共沉淀技术（qChIP）。这是一种在体内确定 DNA 和蛋白质相互作用的简单、快速、灵敏、精确的方法，相对来说成本也较低。目前，几乎应用于初步确定所有蛋白质 -DNA 的结合实验。

2．ChIP-chip 的应用

染色质免疫共沉淀—芯片技术（ChIP-chip；ChIP-on-chip）是将 DNA 微阵列芯片技术平台与 ChIP 实验相结合，是一种高通量分析 DNA 和蛋白质结合的方法。

ChIP-chip 能在全基因组上分析目的蛋白质与 DNA 的结合位点法。ChIP-chip 信息量的获得主要取决于芯片表面固定的探针。探针的覆盖度、分辨率和密度是生物芯片的重要特征。虽然，最理想的芯片能够覆盖整个基因组，但是，由于人的基因组巨大，目前尚不能在同一个芯片上覆盖人类全基因组所有的探针。该技术已经成为深入研究内源蛋白质和 DNA 相互作用的有力工具，能在基因组特定范围内或者特定染色质区域确定转录因子所在位置的染色质结合位点。

3．ChIP-seq 的应用

为了在全基因组范围内发现蛋白质 / 转录因子的结合位点，需要进一步对从染色质免疫共沉淀实验得到的 DNA 样品序列进行确定，染色质免疫共沉淀—测序技术（ChIP-Seq）是将深度测序技术与 ChIP 实验相结合分析全基因组范围内 DNA 结合蛋白结合位点的高通量方法。

目前，受益于人类基因组计划的完成，以及许多物种全基因组序列的解明，ChIP-seq 技术已经逐步应用于基因组序列已知的物种，通过 ChIP-seq 技术能确切得到每一个片段的序列信息，并实现其在基因组上的定位。这样一来，与 DNA 结合的蛋白质 / 转录因子和其结合的 DNA 序列一样都能相应地在基因组上进行定位，从而有利于从整体上把握蛋白质对基因的调控；另一方面，也能够分析基因组上许多 DNA 序列的新功能。但是，ChIP-seq 技术目前仅有少数几家公司拥有，而且花费昂贵。

第三节 人类基因组计划

一、人类基因组计划的基本含义

（一）人类基因组计划的提出

现代遗传学家认为，基因是 DNA 分子上具有遗传效应的特定核苷酸序列的总称，是具有遗传效应的 DNA 分子片段。基因位于染色体上，并在染色体上呈线性排列。基因的功能不仅可以通过复制把遗传信息传递给下一代，还可以使遗传信息得到表达。不同人种之间头发、肤色、眼睛、鼻子等的不同，就是基因差异所致。

人类基因组由 23 条染色体，约 30 亿对核苷酸构成，大约有 2 万~3 万个基因。1986 年，著名生物学家、诺贝尔奖获得者雷纳托·杜尔贝科（Renato Dulbecco）在 *Science* 杂志上率先提出"人类基因组计划"（Human Genomic Project，HGP），引起学术界巨大反响和热烈争论。经两次会议研究后，1988 年美国国会批准由美国国立卫生研究院（National Institutes of Health，NIH）和能源署（Department of Energy，DOE）负责执行。1990 年 10 月，美国政府决定出资 30 亿美元正式启动"人类基因组计划"，并由因提出 DNA 分子双螺旋模型而获诺贝尔奖的 Watson 出任"国家人类基因组研究中心"第一任主任。这是一项全球性的大型科学研究项目，对生命科学的发展具有巨大的理论价值和实用价值。基因组学（genomics）作为一门新兴学科也应运而生。

此后成立了国际性组织——人类基因组组织（Human Genome Organization，HUGO），并由它组织国际性的合作研究。

1992 年法国研究组构建了 1~1Mb YAC 文库，生产了大量的遗传标记，首先绘制出 21 号染色体长臂的重叠酵母人工染色体（yeast artificial chromosome，YAC）克隆，引起了科学界的轰动。1992 年在巴西还召开了第一次南北人类基因组会议，使发展中国家也参与了这项研究，并提出"人类遗传多样性项目（Human Genetic Diversity Project），得到与会各国的支持。我国于 1993 年正式组织人类基因组研究，这标志着我国也正式参与了这一世界性宏伟的科学研究工程。两年后在上海和北京分别成立了国家人类基因组南、北两个研究中心。1999 年 7 月，我国在国际人类基因组注册，承担了其中 1% 的测序工作，即第 3 号染色体 3000 万个碱基的测序，简称"1% 项目"。

1998 年 5 月 9 日，曾在美国 NIH 工作，之后辞职到私人大公司发展的科学家 Craig Venter 教授和全球最大的 DNA 自动测序仪生产厂家 Perkin-Elmer 公司宣布组建一家以盈利为目的的私立风险投资公司——Celera Genomics，并宣称他们将在无政府投资条件下早于多国合作小组完成人类基因组计划，投资 3 亿美元在 3 年内大体上完成人类基因组的全部测序。

2000 年 6 月 26 日，参与完成人类基因组计划的美、英、德、法、日和中国这 6 个国家 16 个基因中心同时宣布人类基因组"草图"（工作框架图）完成。2001 年 2 月 12 日，人类基因组 DNA 全序列数据被正式公布。由多国合作小组的测序结果发表在 2001 年 2 月 15 日出版的英国 *Nature* 杂志第 409 卷第 6822 期，而 Celera 公司的测序结果发表在 2001

年 2 月 16 日出版的美国 *Science* 杂志第 291 卷第 5507 期上。整个人类基因组的完成图于 2003 年 4 月绘制完毕。

（二）人类基因组计划的目的

人类基因组计划的目的在于阐明人类基因组 30 亿个碱基对的序列，发现所有人类基因并搞清其在染色体上的位置，破译人类全部遗传信息，从而最终弄清楚每种基因制造的蛋白质及其作用，使人类第一次在分子水平上全面地认识自我。

"人类基因组计划"被称为"人体第二张解剖图"。人体的解剖图告诉了我们人体的构成，主要器官的位置、结构与功能，所有组织与细胞的特点；而人类基因组计划绘成的第二张人体解剖图将成为疾病的预测、预防、诊断、治疗及个体医学的参照，将奠定 21 世纪生命科学、基础医学与生物产业的基础。

随着人类基因组逐渐被破译，一张生命之图已被绘就，人们的生活也将发生巨大变化。人类基因组共 3 164 700 000bp，约含 2 万~3 万个基因。基因药物已经走进人们的生活，利用基因治疗更多的疾病不再是一个奢望。因为随着我们对人类本身的了解迈上新的台阶，很多疾病的病因将被揭开，药物就会设计得更好些，治疗方案就能"对因下药"，生活起居、饮食习惯有可能根据基因情况进行调整，人类的整体健康状况将会提高，21 世纪的医学基础由此奠定。

（三）人类基因组计划的意义

1. 基因诊断和基因治疗

人类基因组计划可以发现许多疾病（如：遗传性疾病、肿瘤、高血压、冠心病、糖尿病等）相关基因和识别疾病易感基因，为这些疾病的诊断和治疗提供目的基因。

2. 疾病预防

基于基因组信息为疾病的预防提供了有用的信息，有可能调整风险人群生活方式和干预环境致病因子。

3. 生产基因工程药物

基因功能的确立为基因工程药物的生产提供了必备基础，如在分泌蛋白质（多肽激素、生长因子、凝血和抗凝因子等）及其受体的生产等方面有望取得进展。

4. 形成诊断和研究试剂产业

基因和抗体试剂盒、诊断和研究用生物芯片、疾病和筛药模型等研究开发领域的高科技企业均可出现。

5. 推动组织工程的实施

在细胞、胚胎、组织工程，胚胎和成年期干细胞、克隆技术、器官再造等方面有较大的促进作用。

6. 提供筛选药物的靶点

人类基因组计划与合成药物和天然化合物分离技术结合，建立高通量的受体、酶结合试验。随着人类基因组计划实施而兴起的生物信息学为药物作用靶点（如：基因表达产物）的高级结构分析、预测和模拟提供了新手段。

7. 为个体化的药物治疗创造了条件

人类基因组计划发现了许多单核苷酸多态性（single nucleotide polymorphism，SNP）

的普遍存在，为个体化用药提供了必要的信息，推动了一门新学科——药物基因组学的形成和发展。

（四）人类基因组计划"中国卷"的特点

1. 我国是承担国际人类基因组计划的唯一的发展中国家

参与完成人类基因组计划的 6 个国家中，除中国外其他均为发达国家。这标志着我国已掌握生命科学领域中最前沿的大片段基因组测序技术，在开发和利用宝贵的基因资源上已处于与世界发达国家同步的地位，在结构基因组学中占了一席之地。

2. 我国人类基因组研究以研究疾病相关基因和重要生物功能基因的结构与功能研究为重点

我国开展人类基因组计划的起点较高，一开始就把结构与功能联系起来。经过几年的努力，我国在克隆神经性耳聋致病基因、多发性骨疣致病基因、肝癌相关基因、鼻咽癌相关基因和白血病诱导分化相关基因等方面取得了许多进展。

3. 具有丰富基因资源和独特优势

我国是多民族国家，在我国大地上长期生活着许多相对隔离的民族群体，这是我国在人类基因组研究中的独特优势。我国已建立了西南、东北地区 12 个少数民族和南、北两个汉族人群永生细胞株，开展了多民族基因组多态性的比较研究。

4. 完成速度最快和质量最高

2000 年 4 月我国科学家率先完成了绝大部分测序任务，序列覆盖率达 90% 以上。2001 年 8 月，我国率先绘制出人类基因组 1% 的完成图。

二、结构基因组计划

人类基因组计划由结构基因组计划和功能基因组计划两部分组成。前者是测定人类基因组的全部核苷酸序列，后者是研究人类全部基因的功能。

人类基因组计划中以测定基因序列为主的称为结构基因组计划。

（一）人类基因组作图

人类基因组全顺序分析分为两大步骤：制图（mapping）和测序（sequencing），同时发展人类和模式生物基因定位和测序的新技术。全过程又可分为四个阶段（phase）：构建 1cM 的遗传图、构建物理图、建立重叠克隆系和完成核苷酸顺序测定。当然，这四个阶段是相互交叉进行的。全自动化测序仪不断更新，极大提高了测序的准确性和效率。

通过计算连锁的遗传标记之间重组频率而确定它们相对距离的基因图称为遗传连锁图或简称遗传图（genetic map）。遗传图用厘摩尔根（centimorgan，cM）来表示。

表示各遗传标记之间物理距离的基因图称为物理图（physical map）。物理图用碱基（bp）或千碱基（kb）或兆碱基（Mb）来表示。1cM 的遗传距离大致上相当于 1Mb 的物理距离。

随着研究工作的进展，遗传图和物理图逐渐发生整合，在此基础上大量引入基因标记，从而形成了转录图（transcript map）。

1. 遗传图

遗传作图是以研究家族的减数分裂，以了解两个基因分离趋势为基础来绘制基因座位间的距离。它表明基因之间连锁关系和相对距离,并以重组率来计算和表示,以厘摩(cM)为单位。两个遗传座位间 1% 的重组率即为 1cM。人类精细的遗传图水平可达 1cM 即 100kb(1Mb)左右。

遗传图以具有遗传多态性的遗传标记为"路标",以遗传学距离为"图距",是基于遗传功能而建立的图谱。用于遗传连锁图绘制的遗传标记是随着技术的发展而发展的。

早期的遗传标记主要为生化标记(如各种酶、抗原或蛋白质);20 世纪 80 年代中期以限制性片段长度多态性(RFLP)、串联重复序列多态性(variable number of tandem repeats, VNTR)和小卫星重复顺序(mini-satellite repeat sequence)等遗传标记为主;20 世纪 80 年代后期发展了短串联重复序列(short tandem repeat,STR),也称微卫星(microsatellite, MS)标记。MS 主要为二核苷酸重复序列,如:(CA)n。这些微卫星标记在染色体上分布较均匀,信息含量明显高于以前常用的 RFLP。

随着人类基因组计划的进行,在基因组中发现了 SNP。SNP 标记的意义已超出了遗传作图的范围,而成为研究基因组多样性和识别、定位疾病相关基因的一种新标记。已知每 1000 个序列中会有一个 SNP,这就是说,个体遗传信息差异仅约有 0.1% 而其他 99.9% 都是相同的。人类基因组计划估计人类基因组中大约有 140 万 SNP 位点。如果碱基序列因 SNP 而存在差异,相应氨基酸就会不同,这将会导致蛋白质功能不同。人们发现 SNP 位点通常聚集并形成单倍体基因型,而且估计这些单倍体基因型约有 10 万对。所以,英国的 Sanger 中心联合会以及美国的 Whitehead 生物医学研究所正在完成一个实际约 30 万单倍体基因型的计划。

2. 物理图

物理作图是从 DNA 分子水平制作基因图。它表示不同基因(包括遗传标记)在染色体上的实际距离,以碱基对为衡量标准。物理图谱以精确的 DNA 碱基对顺序来表达,说明了基因的 DNA 分子结构。

物理图包含了两层意义。

(1)分布于整个基因组的 30 000 个序列标签位点(sequence tagged site,STS) 这可使基因组每隔 100kb 距离就有一个标记。通过 STS 序列来确定相连或重叠的 DNA 片段群,从而最终确定这些片段在基因组中的位置。

(2)覆盖每条染色体的大片段 DNA 克隆。如:酵母人工染色体(YAC)或细菌人工染色体(bacterial artificial chromosome,BAC)、人工附加染色体(human artificial episomal chromosome,HAEC)和人工噬菌体染色体(P1 bacteriophage artificial chromosome,PAC)等连续克隆。从细胞遗传学水平,用染色体显带等技术在光学显微镜下观察,将基因定位于不同染色体的具体区带,称为区域定位(regional assignment);将基因只定位到某条染色体上称为染色体定位(chromosomal assignment)。这个水平上的基因图谱又称细胞遗传图(cytogenetical map)。分辨率可达 5Mb 至 1Mb。

3. 转录图

在人类基因组中,为蛋白质编码的序列仅为 1%~5%,而在某一种细胞中,编码序列又仅有 10% 左右表达。因此,研究转录图对于阐明基因组中基因的数目和功能具有重要意义。在获得 mRNA 序列的基础上,构建转录图。构建转录图首先需要获得人类基因的表达序列标签(expressed sequence tag,EST),以此建立一张人类的转录图,并与遗传图交叉参照。EST 是指由 mRNA 逆转录合成的 cDNA 片段。

4. 完整核苷酸顺序的测定

人类基因组计划的最终目的就是测定总长度约为 1m，由约 30 亿碱基对组成的人基因组 DNA 的全部序列。

5. DNA 序列的生物信息学分析

人类基因组计划的实施产生了大量的数据和信息，如何分析和利用这些资料显得非常重要和复杂。人类基因组计划一开始就与信息高速公路和数据库技术形成了同步发展。美国的国家生物技术信息中心（National Center for Biotechnology Information，NCBI）、基因组序列数据库（Genome Sequence Data Base，GSDB）、欧洲分子生物学实验室（European Molecular Biology Laboratory，EMBL）和日本 DNA 数据库（DNA Data Bank of Japan，DDBJ）等国际上四大生物信息中心已经建立和维持了数百种生物的 cDNA 和基因组 DNA 序列的大型数据库，包括 GenBank、EMBL、DDBJ、PIR、Swiss-PROT 等。研究者可以在多种不同的分析系统中对序列数据库进行多方面的分析和比较，如：新基因发现的确认、蛋白质模体的鉴别、调控元件的分析、重复序列的鉴别、DNA 序列相似性的分析、核苷酸组成的分析以及物种间的比较等。

（二）比较基因组学

人类基因组研究的目的，除了积累基础数据外，还要分析数据中所蕴藏的内在规律，从而更好地认识生命体。近年来，随着模式生物体测序和人类基因组测序的相继完成（见表 5-2），比较基因组学（comparative genomics）应运而生。人类基因数量曾被估计为约见 10 万，但现在估计约为 2 万～3 万左右，不到低等生物如线虫（C. elegans）或果蝇（drosophila）的基因数的两倍。生物信息学所提供的强有力的分析和综合手段，使人人能够逐渐透过浩瀚的基因组序列信息，去探索一些更为本质的问题，如：基因组的复杂度与生物进化、基因组编码序列的结构、基因和蛋白家族、基因家族的大小及其进化。

表 5-2　几种生物的基因组

种　群	物　种	基因组大小（Mb）	基因数	完成序列测定时间
原核生物	支原体	0.58	470	1995
	大肠杆菌	4 .6	4300	1997
	绿脓杆菌	6.3	5500	2001
单细胞真核生物	酿酒酵母	12	6200	1996
	裂变酵母	14	4900	2001
	幽门螺杆菌	1.7	1500	2001
多细胞真核生物	线虫	100	18400	1998
	果蝇	140	13600	2000
脊椎动物	阵风鱼	400	30000	2010
	人类	3000	30000	2003
	小鼠	3300	40000	2007
植物	拟南芥	125	25000	2000
	水稻	560	30000	2005
	玉米	5000	30000	2009
	小麦	17000	30000	2013

（三）疾病基因组学

人类基因组计划（HGP）的直接原因是想要解决包括肿瘤在内的人类疾病的分子遗传学问题。至少 6000 多种单基因遗传病和属于人类常见、多发病的遗传易感性疾病（如：肿瘤、心血管病、代谢性疾病、神经疾病、精神疾病和免疫性疾病）的致病基因和疾病相关基因占人类基因组中相当大的一部分。因此，包括疾病基因的定位、克隆和鉴定的疾病基因组学是 HGP 的核心部分。

疾病基因组学（morbid genomics）就是瞄准对疾病相关基因，尤其是对多基因病致病基因的分析，揭示基因组与环境因素、致病因素的相互作用，阐明疾病易感性（susceptibility）和抗性（resistance）的遗传基础。

1. 遗传性疾病

20 世纪 90 年代之前，绝大多数人类遗传性疾病的基因本质尚不清楚，无法用表型—蛋白质—基因的传统途径进行研究。在 HGP 的遗传和物理作图带动下，出现了最初被称为"逆向遗传"，90 年代初又改称为"定位克隆法"的全新思路。应用细胞遗传学定位和家系连锁分析方法，首先将疾病基因定位于染色体的特定位置，然后通过进一步的遗传和物理作图，使相关区域压缩至 1Mb 之内，此时即可构建 YAC、BAC、PAC、HAEC 或黏粒（comid）等克隆重叠群，从中分离基因，并在正常人和患者的 DNA 中进行结构比较，最终克隆出疾病基因。

囊性纤维化、Huntington 舞蹈病、遗传性结肠癌、乳腺癌等多种重要疾病的基因是通过"定位克隆"发现的。随着人类基因图的日臻完善，一旦某个疾病位点被定位，即可从局部的基因图中遴选出结构和功能相关的基因进行分析，将大大提高疾病基因发现的效率。

2. 遗传易感性疾病

人类基因组计划的研究重要内容包括致病基因的鉴定、克隆与分析。这不仅局限于孟德尔式的单基因遗传病，而且还包括人类肿瘤和众多常见复杂病等。人类疾病的基因组学研究，已深入多基因疾病的研究中，这是今后疾病基因组学研究的重点和难点。多基因疾病相关基因的研究不能用一般的家系遗传连锁分析的思路，需要在人群和遗传标记的选择、数学模型的建立和统计方法的改进等方面进行探索。研究的成果使人们不仅从分子水平阐明各种疾病发生的机理，而且也认识了正常的生物学结构和功能，其最终成果必将促进从整体到细胞水平全面深入发展为分子医学，并揭示人类自身的奥秘，用遗传学语言来阐明生命的本质和各种生命现象。

三、功能基因组学

人类基因组计划的实施和完成为人类解开"基因序列——生命天书之谜"提供了绝好的契机，它所带来的大量遗传信息正对生物医学的研究方式和医疗模式产生巨大的影响。目前研究重点逐渐从结构基因组学转移到功能基因组学，即进入了"后基因组时代"。

功能基因组学（functional genomics）研究单一细胞在其生命的一定时刻和一定条件所表达的基因的种类和数量；比较不同细胞之间和同一细胞在不同条件下基因表达的差异。

功能基因组学的研究成果将促进对于细胞的发育及其功能的理解，同时将了解不同生理和病理条件下的基因表达状态，从而深入认识这些基因在发育、分化、病理和疾病治疗过程中的功能变化，认识其表达调控方式和调控机制。

人类基因组大约只有 1% 是含有与蛋白质合成相关基因的外显子（exon），其余的 99% 是具体功能尚待证实的内含子（intron）和重复序列（repetitive sequence）。也就是说，基因仅占基因组的 1% 左右。

功能基因组学的进展将为医学的发展提供更多的线索和机遇，从基因表达谱的变化和细胞内信号转导过程异常等角度认识疾病将为疾病的诊断和治疗提高许多新的有价值的信息，对人类健康的改善产生重大影响。

功能基因组学的主要任务不仅仅是解析基因的功能，更要研究生物体生理功能相关遗传途径的调控和组织方式。功能基因组学中的主要内容有：基因组的多样性、基因组的表达及其调控、模式生物基因组研究等。

（一）基因组多样性

人类是一个具有多样性的群体，不同民族、不同群体和不同个体在生物学性状以及在对疾病的易感性 / 抗性上的差别，反映了进化过程中基因组与内、外环境相互作用的结果。各种常见多因素疾病（如：高血压、糖尿病和精神分裂症等）相关基因的研究将成为功能基因组学研究的重点。疾病相关基因的确立，除了利用遗传标记进行精细定位外，还要选取一定数量的受累和未受累个体，对所有疾病相关或候选基因的全序列（或其编码区）进行再测序。细胞不同以及处于不同发育阶段导致蛋白质不同。也就是说，一个人的所有体细胞含有相同的基因组，但是每个细胞根据环境表达不同的蛋白质。例如：骨细胞产生骨发育有关的基因，肌肉细胞为肌肉生产蛋白质，等等。

（二）药物基因组学

基因组多样性也在一定程度上决定了人体对药物的反应，通过对影响药物代谢或效应通路有关基因的编码序列的再测序，可能提示个体对药物反应差异的遗传学基础，这就是"药物基因组学"（pharmacogenomics）的主要内容。如：不同的人吃同一种药物的效果不一样，是由于不同人体内对药物代谢的酶的活性有差异所致，而这种差异是由于基因的不同所引起的。药物基因组学的研究发现 SNP 是产生这种差异现象的主要原因。

（三）蛋白质组学

蛋白质组学是要从整体上研究蛋白质及其修饰状态，说明在不同状态下的蛋白质组的差异。蛋白质组学研究通过大规模分析蛋白质表达谱以及蛋白质间的相互作用，揭示细胞内所有蛋白质组成及其动态变化规律。蛋白质是生命活动的功能执行者，人类基因组中绝大部分基因及其功能有待于在蛋白质水平上的揭示与阐述。

2001 年，国际人类蛋白质组组织（Human Proteomics Organization，HUPO）成立，提出了"人类蛋白质组计划"（Human Proteomics Project，HPP）。蛋白质组研究已成为 21 世纪生命科学的焦点之一。蛋白质组学集生物技术手段、分析技术、信息技术和材料技术等之精华，采用了大规模、高通量和高速度的技术手段，通过研究全部基因所表达的所有蛋白质在不同时间与空间的表达谱和功能谱，全景式地揭示生命活动的本质，特别是人体健康与疾病的机制。

"人类蛋白质组计划"首批行动计划包括由美国牵头的"人类血浆蛋白质组计划"和由我国牵头的"人类肝脏蛋白质组计划"。"国际人类肝脏蛋白质组计划"是继人类基因组计划之后的最大规模的国际性科技工程。"中国人类肝脏蛋白质组计划"将使我国能进一步在以肝炎、肝癌为代表的重大肝病的控制、诊断、防治与新药研制领域取得进展与突破,并提升我国生物医药产业的原始创新能力与国际竞争力。

总之,基因组学的现实意义和深远意义已得到全体人类的共识,预期在不远的将来,人类基因组学将对人类的健康、计划生育和优生优育等产生重大影响。

第四节　生物信息学

一、生物信息学概述

生物信息学(bioinformatics)的萌芽可以追溯到 20 世纪 50 年代。1956 年美国田纳西州盖特林堡(Gatlinburg)召开的首次"生物学中的信息理论研讨会"上,产生了生物信息学的概念。早期的计算机在生物学中的应用,主要侧重于利用数学模型、统计方法和计算机处理宏观生物学数据。近几十年来,生命科学和生物技术发展迅猛,生物学及相关学科数据的积累日新月异;同时,计算机技术和水平的快速提高,计算机在生物学中的作用也越来越重要,1987 年林华安(Hwa A. Lim)博士正式将这一领域定名为"生物信息学"。在 21 世纪生物信息学这门结合生物学与计算机和信息科学的学科将在生命科学领域扮演重要角色。

(一)生物信息学的诞生——世纪之交的新科学

20 世纪,尤其是 20 世纪末期,生物科学技术的迅猛发展,无论从数量上还是从质量上,都极大地丰富了生物科学的数据资源,而数据资源的急剧膨胀首先迫使我们不得不考虑寻求一种强有力的工具去组织他们,以利于对已知生物学知识的储存和进一步加工利用。另一方面,以数据处理分析为本质的计算机科学技术和网络技术同样获得了突飞猛进的进展,自然就成为生物科学家的必然选择。在此基础上,一门崭新的、具有巨大发展潜力的新学科——生物信息学——悄然兴起,发展迅速。

近年来随着快速序列测定、基因重组、基因芯片和多维核磁共振等技术的应用,生物学实验数据呈指数增长。尤其是 2003 年春,HGP 测序任务完成,这将成为生物学史上的里程碑。就人类基因组来说,得到序列仅仅是第一步,后一步的工作是后基因组时代(post-genome era)的任务,即收集、整理、检索和分析序列中表达的蛋白质结构与功能的信息,找出其规律。从各生物学科众多分散的观测资料中,获得对生物学系统和生物学过程运作机制的理解,最终达到自由应用于实践的目的。

人类基因组计划的全部完成将包括遗传图谱、物理图谱、序列图谱和表达图谱这四大主要图谱的构建。所有这些将成为一本完整地讲述人体构造和运转情况的指南,有了它,就有可能揭开有关人体生长、发育、衰老、患病和死亡的秘密。因而危害人类健康的 6000 多种遗传病以及与遗传密切相关的癌症、心血管疾病、关节炎、糖尿病、高血压、阿尔茨海默氏症，以及多发性硬化症和精神病等，就都有可能得到诊断和治疗。生物信息学将在其中扮演至关重要的角色。

生物信息学是在数学、计算机科学和生命科学的基础上形成的，是生物科学与计算科学、物理学、化学和计算机网络技术等密切结合的交叉性学科。为理解各种数据的生物学意义，它运用数学、计算机与生物学手段进行生物信息的收集、加工、储存、传播、分析和解析等。生物信息学的实质就是利用计算机科学和网络技术来解决生物学问题。

具体地说，生物信息学是把基因组 DNA 序列信息分析作为源头，找到基因组序列中代表蛋白质和 RNA 基因的编码区；同时，阐明基因组中大量存在的非编码区的信息实质，破译隐藏在 DNA 序列中的遗传语言规律。在此基础上，归纳、整理与基因组遗传信息释放及其调控相关的转录谱和蛋白质谱的数据，从而认识生物代谢、发育、分化和进化的规律。

（二）生物信息学的重要研究课题

生物信息学不仅仅是一门科学学科，更是一个重要的研究开发工具。

从科学的角度来讲，它是一门研究生物和生物相关系统中遗传信息组成和遗传信息流向的综合性系统科学，只有通过生物信息学的计算处理，我们才能从众多分散的生物学观测数据中获得对生命运行机制的详细和系统的理解。

从工具的角度来讲，只有基于生物信息学对大量已有数据资料的分析处理所提供的理论指导和分析，我们才能选择正确的生物（医药）研发方向；同样，只有选择正确的生物信息学分析方法和手段，我们才能正确处理和评价新的观测数据并得到准确的结论。

从日益增长的生物学数据和研究文献中，纵观当今生物信息学研究现状，可以发现大部分研究人员都把注意力集中在基因组、蛋白质组、蛋白质结构以及与此密切相关的药物设计上。

1. 基因组信息学的研究内容

基因组信息学是生物信息学的重要组成部分，其主要内容如下。

（1）获取人和各种生物的完整基因组。各种生物的遗传密码控制了所有生物性状的多样性，测序是揭开生命之谜的第一步也是最重要的一步。

（2）新基因和新 SNP 的发现与鉴定。发现新基因是当前国际上基因组研究的热点，使用生物信息学的方法是发现新基因的重要手段。EST 序列携带着完整基因的某些片段的信息，常常用作发现新基因的出发序列，很多生物研究工作也是围绕 EST 的筛选、鉴定、定位而展开的。数据库中 EST 的条数也与日俱增。生物有不同的性状，如有的人吸烟喝酒却长寿，也有人自幼就病痛缠身；同一种治疗疾病的药物对一些人非常有效，对另一些人则完全无效。这是为什么？答案是他们的基因组存在差异。这种差异很多表现为单个碱基上的变异，也就是 SNP。SNP 的研究在基因组测序计划的快速进展背景下，引起了研究者的关注。SNP 在基因组中分布相当广泛，近年的研究表明，在人类基因组中每 300 个碱基对就出现一次。大量存在的 SNP 位点，使人们有机会通过密集的 SNP 来定义常见的单体型，并将此与疾病相联系。

（3）遗传密码起源和生物进化的研究。《物种起源》的发表使人类对生物进化历史有了更加深入的理解，对系统进化树的构建起到了很好的推动作用，随着分子生物学研究手段的不断提高，进化论的研究进入了分子水平。依赖于核酸、蛋白质序列信息的序列相似性比较、序列同源性分析以及系统进化树的构建，已为分子进化研究提供了有力的研究平台，PHYLIP、PAUP、GCG 等广泛用于分子进化分析软件的不断完善。

2. 蛋白质组信息学

蛋白质组信息学主要包括对不同时空条件下蛋白质组差异的研究。近年在发展基因芯片的同时，人们还发展了一套研究所有蛋白质产物表达情况的技术——蛋白质组研究技术，从技术上讲主要包括二维凝胶电泳技术和质谱测序技术。通过二维凝胶电泳技术可以获得某一时间截面上蛋白质组的表达情况，通过质谱测序技术则可以得到所有这些蛋白质的序列组成。然而，最重要的是如何运用生物信息学的方法去分析获得的大量数据，从中还原出生命运转和调控的整体系统的分子机制。

3. 蛋白质结构预测及新药设计

这是生物信息学应用于生命科学研究的另一重要方面。要了解蛋白质的功能，只有氨基酸序列是远远不够的，因为蛋白质是通过其三维结构来表现其功能的，并且在其功能发挥过程中，蛋白质立体结构会有所改变。目前，除了通过诸如 X 射线晶体结构分析、多维核磁共振波谱分析和电子显微镜二维晶体三维重构等物理方法获得蛋白质的三维结构之外，广泛使用的一种方法是通过计算机辅助预测的方法。蛋白质的折叠类型与其氨基酸序列具有相关性，从蛋白质的氨基酸序列，通过计算机辅助方法可以预测出蛋白质的三维结构。近年来，随着结构生物学的发展，相当数量的蛋白质以及一些核酸、多糖的三维结构获得了精确的测定。生物信息学的研究不仅可以提供生物大分子空间结构的信息，而且还能提供电子结构的信息，如能级、表面电荷分布、分子轨道相互作用以及动力学行为的信息。根据生物大分子结构的知识，有针对性地设计药物成为研究热点。

（三）国内外生物信息学研究的现状

国外一直非常重视生物信息学的发展，各种专业研究机构和公司如雨后春笋般涌现出来，生物科技公司和制药工业内部的生物信息学部门的数量也与日俱增。目前，绝大部分的核酸和蛋白质数据库由美国、欧洲和日本的三家数据库系统产生，他们共同组成了 DDBJ/EMBL/GenBank 国际核酸序列数据库，每天交换数据，同步更新。美国能源部在新墨西哥州建成了美国最大的后基因组生物信息学研究中心，已经开始试运行，今后将和跨国医药公司合作研究新的药品。

国内对生物信息学领域也越来越重视，在一些著名院士和教授的带领下，在各自领域取得了一定成绩，有的在国际上还占有一席之地，如北京大学的罗静初和顾孝诚教授在生物信息学网站建设方面、中科院生物物理所的陈润生研究员在 EST 序列拼接方面及基因组演化方面、天津大学的张春霆院士在 DNA 序列的几何学分析方面都取得了重要成果。但全国总体水平与国际水平差距还很大。此外，国内生物（医药）科学研究与开发对生物信息学研究和服务的需求市场非常广阔。但是，国内真正开展生物信息学具体研究和服务的机构或公司却相对较少，仅有的几家科研机构主要开展生物信息学理论研究。生物信息学服务公司提供的服务有限，而且服务体系也不够完善。随着国家科研投资的加大和海外力量的推动，21 世纪国内生物信息学人才培养和信息学研究会得到迅速发展。

二、数据库查询和数据库搜索

从数据库的角度来讲，早在 20 世纪 60 年代，美国生物医学研究会就建立了手工搜集数据的蛋白质数据库，即后来的 "蛋白质信息资源（Protein Information Resource，PIR）"。美国 Los Alamos 国家实验室（LANL）1979 年就已经建立起 GenBank 数据库的原始系统。LANL 于 1982 年至 1992 年收集 GenBank 数据，后由美国国家生物技术信息中心管理（网址为：http://www.ncbi.nlm.nih.gov）。欧洲分子生物学实验室 1980 年就已经提供核酸序列数据库 EMBL 的服务（网址为：http://www.ebi.ac.uk），日本也于 1984 年着手建立国家级的核酸序列数据库 DDBJ，并于 1987 年开始提供服务（网址为：http://www.ddbj.nig.ac.jp）。

从专业机构的角度来讲，1988 年美国在国会的支持下成立了国家生物技术信息中心（National Center of Biotechnology Information，NCBI），其目的是进行计算分子生物学的基础研究，构建和散布分子生物学数据库；欧洲于 1993 年 3 月就着手建立欧洲生物信息学研究所（European Bioinformatics Institute，EBI），日本也于 1995 年 4 月组建了自己的信息生物学中心（Center for Information Biology，CIB）。目前，绝大部分的核酸和蛋白质数据库由美国、欧洲和日本的三家数据库系统产生；他们共同组成了 DDBJ/EMBL/GenBank 国际核酸序列数据库合作体（网址：http://www.ncbi.nlm.nih.gov/collab）。其他一些国家，如德国、法国、意大利、瑞士、澳大利亚、丹麦、以色列等，在分享网络共享资源的同时，也分别建有自己的生物信息学机构、二级或更高级的具有各自特色的专业数据库，以及自己的分析技术，服务于本国生物（医学）研究和开发，有些服务也开放于全世界。

（一）基因组数据库

1. GenBank

GenBank 库包含了所有已知的核酸序列和蛋白质序列，以及与它们相关的文献著作和生物学注释。它是由美国国立生物技术信息中心（NCBI）建立和维护的。它的数据直接来源于测序工作者提交的序列，由测序中心提交的大量 EST 序列和其他测序数据，以及与其他数据机构协作交换数据而来。GenBank 的数据可以从 NCBI 的 FTP 服务器上免费下载完整的库，或下载积累的新数据。NCBI 开发了 ENTREZ（网址：http://www.ncbi.nlm.nih.gov/Entrez），为序列数据库提供易操作的界面和灵活的搜索，利用网页形式即可实现广泛的数据查询、序列相似性搜索以及其他分析服务，用户可以从 NCBI 的主页上找到这些服务。

（1）GenBank 数据组成。GenBank 数据库里的数据记录包含了对序列的简要描述，它的序列编号或索引号、序列名和别名、相关基因的名称、物种分类名称、参考文献、序列特征表，以及序列本身，序列特征表里包含对序列生物学特征注释，如：编码区、转录单元、重复区域、突变位点或修饰位点等。所有数据记录被划分在若干个文件里，如细菌类、病毒类、灵长类、啮齿类，以及 EST 数据、基因组测序数据、大规模基因组序列数据等，其中 EST 数据等又被各自分成若干个文件。

（2）GenBank 数据检索。利用 Entrez 系统，用户不仅可以方便地检索 GenBank 的核酸数据，还可以检索来自 GenBank 和其他数据库的蛋白质序列数据、基因组图谱数据、来自分子模型数据库（MMDB）的蛋白质三维结构数据、种群序列数据集，以及由

PubMed 获得 Medline 的文献数据。

（3）向 GenBank 提交序列数据。测序工作者可以把自己工作中获得的新序列提交给 NCBI，添加到 GenBank 数据库。这个任务可以由基于 Web 界面的 BankIt 或独立程序 Sequin 来完成。BankIt 是一系列表单，包括联络信息、发布要求、引用参考信息、序列来源信息、序列本身的信息等。用户提交序列后，会从电子邮件收到自动生成的数据条目，GenBank 的新序列编号，以及完成注释后的完整的数据记录。用户还可以在 BankIt 页面下修改已经发布序列的信息。BankIt 适合于独立测序工作者提交少量序列，而不适合大量序列的提交，也不适合提交很长的序列，EST 序列和 GSS 序列也不应用 BankIt 提交。BankIt 使用说明和对序列的要求可详见其主页面。

大量的序列提交可以由 Sequin 程序完成。Sequin 程序方便编辑和处理复杂注释，并包含一系列内建的检查函数来提高序列的质量保证。它还被设计用于提交来自系统进化、种群和突变研究的序列，可以加入比对的数据。Sequin 除了用于编辑和修改序列数据记录，还可以用于序列的分析，任何以 FASTA 或 ASN.1 格式序列为输入数据的序列分析程序都可以整合到 Sequin 程序下。

2．EMBL 核酸序列数据库

EMBL 核酸序列数据库由欧洲生物信息学研究所（EBI）维护的核酸序列数据构成，由于与 GenBank 和 DDBJ 的数据合作交换，它也是一个全面的核酸序列数据库。EMBL 序列条目标志由 "ID" 开始，而 GenBank 序列条目标志由 "LOCUS" 开始。由于历史原因，EMBL 和 GenBank 对其子库分类方法略有不同，使用时应加以注意。这些数据库中描述每个条目的信息包括文献、有关序列功能的信息、mRNA 表达的组织和编码区的位置以及重要突变的位置，这些信息被组织成几个字段，每个字段在开始的位置有一个标识符。该数据库由 Oracal 数据库系统管理维护，查询检索可以通过因特网上的序列提取系统（SRS）服务完成。向 EMBL 核酸序列数据库提交序列可以通过基于 Web 的 WEBIN 工具，也可以用 Sequin 软件来完成。

3．DDBJ 数据库

日本 DNA 数据库（DDBJ）也是一个全面的核酸序列数据库，与 GenBank 和 EMBL 核酸库合作交换数据。可以使用其主页上提供的 SRS 工具进行数据检索和序列分析。可以用 Sequin 软件向该数据库提交序列。DDBJ 数据库的内容和格式与 GenBank 相似，此处不作详细介绍。

（二）蛋白质数据库

1．PIR 和 PSD

由于蛋白质序列测定技术先于 DNA 序列测定技术问世，蛋白质序列的搜索也早于 DNA 序列。蛋白质序列数据库的雏形是 20 世纪 60 年代中期到 80 年代初，美国国家生物医学研究基金会（National Biomedical Research Foundation，NBRF）将搜索到的蛋白质序列和结构信息以"蛋白质序列和结构地图集"的形式发表，主要用来研究蛋白质的进化关系。1988 年，PIR 国际蛋白质序列数据库（PSD）正式由美国的 NBRF、德国的慕尼黑蛋白质序列信息中心（MIPS）和日本国际蛋白质序列数据库（JIPID）共同维护，成为国际上最大的公共蛋白质序列数据库。这是一个全面的、经过注释的、非冗余的蛋白质序列数据库，其中包括来自几十个完整基因组的蛋白质序列。所有序列数据都经过整理，超过 99% 的序列已按蛋白质家族分类，一半以上还按蛋白质超家族进行了分类。PSD 的注释中还包括对许多序列、结构、基因组和文献数据库的交叉索引，以及数据库内部条目之间的索引，这些内部索引帮助用户在包括复合物、酶—底物相互作用、活化和调控级联和具有共同特征的条目之间方便的检索。每季度都发行一次完整的数据库，每周可以得到更新部分。

PSD 数据库有几个辅助数据库，如基于超家族的非冗余库等。PIR 提供三类序列搜索服务：基于文本的交互式检索；标准的序列相似性搜索，包括 BLAST、FASTA 等；结合序列相似性、注释信息和蛋白质家族信息的高级搜索，包括按注释分类的相似性搜索、结构域搜索 GeneFIND 等。

PIR 和 PSD 的网址是：http://pir.georgetown.edu/。

数据库下载地址是：ftp://nbrfa.georgetown.edu/pir/。

2. SWISS-PROT

SWISS-PROT 数据库由瑞士日内瓦大学于 1986 年创建，目前由瑞士生物信息研究所（SIB）和欧洲生物信息学研究所（EBI）共同维护和管理，是经过注释的蛋白质序列数据库。数据库的每个条目都有详细的注释，包括蛋白质序列、引用文献信息、分类学信息、注释等，注释中包括蛋白质的功能位点、翻译后修饰、跨膜区域、二硫键位置、突变体、特殊位点和区域、序列残缺与疾病的关系等信息。SWISS-PROT 中尽可能减少了冗余序列，并与其他 30 多个数据建立了交叉引用，其中包括核酸序列库（如 Translate EMBL、GenPept）、蛋白质序列库和蛋白质结构库等。

利用序列提取系统（SRS）可以方便地检索 SWISS-PROT 和其他 EBI 的数据库。SWISS-PROT 只接受直接测序获得的蛋白质序列，序列提交可以在其 Web 页面上完成。

SWISS-PROT 的网址是：http://www.ebi.ac.uk/swissprot/。

3. PROSITE

PROSITE 数据库是第一个蛋白质二次数据库，20 世纪 90 年代初期创建，现由瑞士生物信息研究所（SIB）维护。该数据库收集了生物学有显著意义的蛋白质位点和序列模式，并能根据这些位点和模式快速和可靠地鉴别一个未知功能的蛋白质序列应该属于哪一个蛋白质家族。PROSITE 搜索还可以找到隐含与功能密切相关的基序（motif），是序列分析的有效工具。PROSITE 中涉及的序列模式包括酶的催化位点、配体结合位点、与金属离子结合的残基、二硫键的半胱氨酸、与小分子或其他蛋白质结合的区域等；除了序列模式之外，PROSITE 还包括由多序列比对构建的 profile，能更敏感地发现序列与 profile 的相似性。PROSITE 的主页上提供各种相关检索服务。

PROSITE 的网址是：http://www.expasy.ch/prosite/。

4. PDB

蛋白质数据库（PDB）是国际上唯一的生物大分子结构数据档案库，由美国 Brookhaven 国家实验室于 20 世纪 70 年代建立，主要成员为 Rutger 大学、圣迭戈超级计算中心（SDSC）和国家标准化研究所。PDB 收集的数据来源于 X 光晶体衍射和核磁共振（NMR）的数据，经过整理和确认后存档而成。PDB 数据库中每个分子各用一个独立的文件，文件中包括基本信息，如物种来源、化合物名称、结构递交者以及有关文献等，还包括与结构有关的数据，如分辨率、结构因子、温度系数、蛋白质主链数目、配体分子式、金属离子、二级结构信息、二硫键位置等。RCSB 的主服务器和世界各地的镜像服务器提供数据库的检索和下载服务，以及关于 PDB 数据文件格式和其他文档的说明。由于难免包括冗余数据或错误信息，PDBCheck 合作研究组会对 PDB 数据进行全面检验，并把结果存放在 PDBReport 数据中，用户在使用某一文件时可先查阅再使用。Rasmol 等软件可以在计算机上按 PDB 文件显示生物大分子的三维结构。

RCSB 的 PDB 数据库网址是：http://www.rcsb.org/pdb/。

5. SCOP

蛋白质结构分类（Structural Classification of Proteins，SCOP）数据库是由英国医学研究委员会分子生物学实验室和蛋白质工程中心开发的基于 Web 的蛋白质结构数据库分类、检索和分析系统。其分类基于若干层次：家族，描述相近的进化关系；超家族，描述远源的进化关系；折叠子（fold），描述空间几何结构的关系；折叠类，所有折叠子被归于全 α、全 β、α/β（α 螺旋和 β 折叠交替出现）、α + β（α 螺旋和 β 折叠连续出现）和多结构域等几个大类。SCOP 还提供一个非冗余的 ASTRAIL 序列库，这个库通常被用来评估各种序列比对算法。此外，SCOP 还提供一个 PDB-ISL 中介序列库，通过与这个库中序列的两两比对，可以找到与未知结构序列远缘的已知结构序列。

SCOP 的网址是：http://scop.mrc-lmb.cam.ac.uk/scop/。

6. COG

蛋白质直系同源簇（Cluster of Orthologous Group，COG）数据库是把从基因组中得到的蛋白质按照系统发育方法分类的数据库，是从代表不同系统发育世代的完整基因组出发根据系统进化关系分类构建而成。COG 库对于预测单个蛋白质的功能和整个新基因组中蛋白质的功能都很有用。利用 COGNITOR 程序，可以把某个蛋白质与所有 COGs 中的蛋白质进行比对，并把它归入适当的 COG 簇。COG 库提供了对 COG 分类数据的检索和查询，基于 Web 的 COGNITOR 服务，系统进化模式的查询服务等。

COG 库的网址是：http://www.ncbi.nlm.nih.gov/COG。

三、序列的同源比较及分子系统学和分子进化分析

在完成序列的拼接后，我们得到的是很长的 DNA 序列，甚至可能是整个基因组的序列。这些序列中包含着许多未知的基因，下一步就是将基因区域从这些长序列中找出来。实验手段证实一个预测的新基因后，下一步要做的就是寻找这个基因的功能。多序列同源比较，或称为多序列对齐（multiple-sequence alignment），是将多个序列进行同源比较以发现其共同的结构特征的方法，被广泛用来寻找基因家族或蛋白质家族中的保守部分。生物信息学为基因的发现、基因组的演化和基因功能预测提供了一系列方法，使我们的研究能够有的放矢。

（一）序列比对的作用

1. 发现新基因

预测基因组序列中的基因区域，一般是通过预测 DNA 顺序中编码蛋白质的部分，即外显子部分来实现的。可读框（open reading frame，ORF）预测法是早期基因预测最常用的方法，由于基因是一个可读框，ORF 由一系列密码子组成，通过起始密码 ATG 到终止密码子的寻找，只要找出序列中最长的 ORF（>300bp）就能相当准确地预测出基因，ORF 预测是细菌基因组基因定位的有效方法。目前基因区域的预测已从单纯外显子预测

发展到整个基因结构的预测。这些预测综合各种外显子预测的算法和人们对基因结构信号（如：TATA box 和加尾信号）的认识，预测出可能的完整基因。

通过计算分析也可以从 EST 序列库中拼接出完整的新基因编码区，经过多年的积累，已经形成许多计算分析方法，如根据编码区具有的独特序列特征、根据编码区与非编码区在碱基组成上的差异、根据高维分布的统计方法、根据神经网络方法、根据分形方法和根据密码学方法等。

核苷酸语汇（nucleotide words），即数个连续核苷酸的排列选用频率的统计差异也被用来区别编码和非编码区域。这种差异可能来自编码和非编码区密码子选用的差异和周期特征的差异，其中一个显著的特征是 6 核苷酸的选用差异。在目前的各种预测程序中这是一种被广泛应用的方法。

近年来同源比较算法也被应用于预测可能的基因。同源性检索的目的是判断新序列是否与已知基因具有整体上的相似性、寻找进化上相关的基因。

2．非蛋白编码区分析

近年来完整基因组的研究表明，随着生物体功能的完善和复杂化，非编码区序列明显增加。编码序列称为外显子（exon），而非编码序列称为内含子（intron）。内含子在 mRNA 成熟过程中要被剪除掉，而几个外显子被拼接起来（见图 5-8）。由于内含子并不编码蛋白，从演化观点来看，其中必然蕴含着重要的生物学功能。

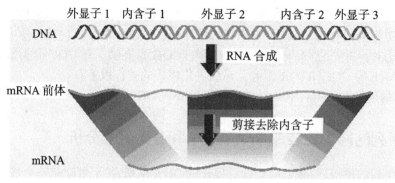

图 5-8   内含子在 mRNA 的成熟过程中被去除

人类基因组非蛋白编码区约占 95%。普遍的认识是，它们的生物学功能可能体现在对基因表达的时空调控上。非编码区数据庞大，序列类型复杂，因而可能具有多种信息功能，一般研究首先将完成同一功能的序列搜集在一起，即对非编码区序列进行分类，通常分为以下几类：内含子、重复序列短散置单元、长散置单元和假基因。除此之外顺式调控元件，如启动子、增强子等也属于非编码序列，如能建立专门的非编码序列数据库，可能对了解非编码区的功能带来很大帮助。如果非编码区承载了基因表达调控信息，那么就有必要寻找新的编码方式，生物学家提出了寻找新的非三联体编码方式生物体中是否存在这种可遗传的非三联体的信息遗传方式还有待进一步研究。

3．基因组演化与物种演化

尽管已经在分子演化方面取得了许多重要的成就，但仅仅依靠某些基因或者分子的演化现象，是不可能阐明物种整体演化的历史的。例如，智人与黑猩猩之间有 98%~99% 的结构基因和蛋白质是相同的，然而表型上却具有如此巨大的差异，这就不能不使我们联想到形形色色、千差万别的建筑楼群。它们的外观如此不同，但基础的部件组成却是几乎一样的，差别就在于这些基础部件的组织方式不同，这暗示着是基因组整体组织方式而不仅仅是个别基因在研究物种演化历史中的重要作用。所以研究时可以不必考虑不同物种之间巨大的形态学差异，只要考虑序列间碱基或氨基酸残基差异的多少，就可大致了解这些序列间是否存在遗传进化关系及其紧密程度。由于基因组是物种所有遗传信息的储藏库，从根本上决定着物种个体的发育和生理，因此，从基因组整体结构组织和整体功能调节网络方面，结合相应的生理表征现象，进行基因组整体的演化研究，将是揭示物种真实演化历史的最佳途径。

4．基因功能预测

序列同源比较往往是得到新基后预测其功能的第一步。通过同源比较来预测基因功能是基于这样一个假设：如果基因 A 与基因 B 有相当的同源性，那么基因 A 可能具有类似基因 B 的功能。利用同源比较算法，将待检测的新基因序列到 DNA 和蛋白质序列数据库中进行同源检索后，我们可以得到一系列与新基因同源性较高的基因或片段。这些基因和片段的功能信息就为进一步研究新基因功能提供了具有相当参考价值的导向。

（二）多序列比对

前面介绍了如何从公用数据库获得与新序列相关的其他序列。手里有了这么多相关序列之后，当然最想看清楚的是它们之间究竟在哪些区域是可以比对在一起的。我们将所有相关序列部排列在一起，希望在同一列上的位点都是相关的。如果是蛋白质序列，那么更能从比对中发现保守区域，可以更好地推测未知蛋白的功能。从一个家族中多个相关蛋白质的比对中，可以发现隐含其中的系统发育的关系，从而更好地理解蛋白质的进化。很多时候可以对未知蛋白质的结构进行预测，推测哪些区域构成丁蛋白质的活性位点，哪些区域维持了蛋白质的空间构象。如果有与这些蛋白质的相关 DNA 序列，那就会为有关进化历程提供更多的信息。但一个前提是只有良好的序列比对结果，才能进行深入的进化分析。用于多序列比对的程序的开发是一个很活跃的领域，绝大多数方法都是基于渐进比对的概念。渐进比对的方法假设了参与比对的序列存在亲缘关系。当比对的序列大大超过两个时，计算量是惊人的，不同算法从不同方面寻求计算速度和获得最佳比对之间的平衡。不管使用什么方法，使用者必须根据对比对的 DNA 或蛋白质的了解，在计算机提供的序列排列的基础上作一些手工修改，以使相关位点确实排在同一列上。

多序列比对常用 CLUSTAL W 算法，这是一个最广泛使用的多序列比对程序，在常用的计算机平台上可以免费使用。常用的网址有：www.ebi.ac.uk/clustalw、www.cmbi.kun.nl/bioinf/tools/clustalw.shtml、http://clustalw.genome.ad.jp/ 等，CLUSTAL W 程序基于渐进比对原理，对一系列输入序列进行两两比对，得到一个反映每对序列之间关系的距离矩阵。然后运用邻接法（neighbor joining）计算出一个系统发育辅助树，经过加权，辅助树证实极相近的序列，接着从极相近的序列开始双重比对，重新比对下一个加入的序列，依次循环，直到加入所有序列。在加入序列的过程中，不可避免要引入空位（gap）以适应序列间的差异，过多的空位无疑将降低比对质量，因此程序使用空位罚分控制机制，避免引入过多的空位。

（三）序列同源比较主要软件

1．FASTA

FASTA 是第一个被广泛应用的序列比对和搜索工具包，包含若干个独立的程序。

FASTA 为了提供序列搜索的速度，会先建立序列片段的"字典"，查询序列先会在字典里搜索可能的匹配序列，字典中的序列长度由 ktup 参数控制，缺省的 ktup=2。FASTA 的结果报告中会给出每个搜索到的序列与查询序列的最佳比对结果，以及这个比对的统计学显著性评估 E 值。FASTA 工具包可以在大多提供下载服务的生物信息学站点上找到。

2. BLAST

BLAST 是现在应用最广泛的序列相似性搜索工具，相比 FASTA 有更多改进，速度更快，并建立在严格的统计学基础之上。NCBI 提供了基于 Web 的 BLAST 服务，BLAST 还可作为鉴别基因和遗传特点的手段。用户可以把序列填入网页上的表单里，选择相应的参数后提交到数据服务器上进行搜索，BLAST 能够在小于 15s 的时间内对整个 DNA 数据库执行序列搜索。用户从电子邮件中获得序列搜索的结果。BLAST 包含五个程序和若干个相应的数据库，分别针对不同的查询序列（DNA 或蛋白质）和数据库类型的匹配来区分（见表 5-3）。其中翻译的核酸库指搜索比对时会把核酸数据按密码子按所有可能的阅读框架转换成蛋白质序列。

表 5-3　BLAST 的程序和数据库

程　序	数据库	查　询	简　述
blastp	蛋白质	蛋白质	可能找到具有远源进化关系的匹配序列
blastn	核酸	核苷酸	适合寻找分值较高的匹配，不适合远源关系
blastx	蛋白质	核酸（翻译）	适合新 DNA 序列和 EST 序列的分析
tblastn	核苷酸（翻译）	蛋白质	适合寻找数据库中尚未标注的编码区
tblastx	核酸（翻译）	核酸（翻译）	适合分析 EST 序列

FASTA、BLAST 等数据库搜索工具对分子生物学家来说是非常重要的，世界各地的科学家们每天都要进行成千上万次的序列比对和数据库搜索。这些方法注定要不断发展，以适应不断增长的数据库。因此，生物学工作者不仅要熟练运用这些工具，而且要跟踪这些工具的发展，运用多种不同方法，以尽量完善地达到目标。

获得同源序列的其他方法有：ProfileScan。这种方法搜索的是两个表头文件库：第一个是 PROSITE，通过使用模体和序列模式将生物学意义重大的位点收集分类；第二个为 Pfam，收集蛋白质结构域家族。这个数据库很小，但数据质量极好。

3. BLOCKS

BLOCKS 数据库利用了模体（motif）的概念对蛋白质家族进行鉴定，组合了具有相似模体结构的蛋白序列。当同一家族的模体比对不引入空位，这些序列集合也被称为块。BLOCKS 数据库本身来源于 PROSITE，对它的搜索可以通过 BLOCK 主页完成。如果搜索成功，将会找到比对得最好的条目，点击超链接进入此条目会发现里面详细的蛋白质家族信息。

（四）分子系统发育分析

在现代系统发育研究中，重点已经不再是生物的形态学特征或其他特征，而是生物大分子尤其是序列。具有天然数量特征的氨基酸序列和核苷酸序列给我们提供了进化研究的新空间，对序列的系统发育分析又称为分子系统学或分子系统发育研究。许多实用的序列分析程序，使得每一个熟悉序列数据库和这些程序的生物学研究人员都可以进行分子进化分析。分子系统学与其他进化研究一样有其局限性，即系统发育的发生过程都是已经完成的历史，只能在拥有大量序列信息的基础上去推断过去曾经发生过什么，而不能再现。分子系统发育分析不太可能拥有实验基础，在这个领域发表的论文里，如果有实验数据的话，那么它们绝大多数是序列测定，少数是进化模拟实验。如何处理序列从中得到有用的信息、如何用计算的办法得到可信的系统树和如何从有限的数据得到进化模式成为这个领域的研究热点。

系统树的构建方法目前主要有三种：距离法、最简约法和最大似然法。距离法是一种纯数学算法，它将系统树的构建和最优系统树的确定合在一起，构建系统树的过程，也就是寻找最佳系统树的过程。此外，该方法首先需要将数据转变为距离数据。另外两种方法则是，首先确定一个标准，然后按这一标准去比较不同的系统树，最后选择最优的树，结果符合标准的最优树可能是一个，也可能是多个。

常用的系统树构建程序有：PHYLIP。这是目前使用较为广泛的系统发育程序，基本上囊括了系统发育分析的所有方面，是免费软件，可以在很多操作平台上运行。PAUP是最著名的系统发育分析商业软件，具有简单的、带有菜单的界面；PAML是免费软件包，除了能够进行系统树的构建和评估外，很重要的前沿功能是可以估计每个密码子位点可能受到的选择压。

从各种基因结构与成分的进化、密码子使用的进化，到进化树的构建，各种理论上和实验上的课题都等有待生物信息学家的研究。

四、生物大分子空间结构模拟和药物设计

（一）蛋白质结构的预测

结构基因组和蛋白质组研究的迅猛发展，使许多新蛋白序列涌现出来，然而要想了解它们的功能，只有氨基酸序列是远远不够的。因为蛋白质的生物学功能在很大程度上依赖于其空间结构，而且蛋白质三维结构在行使功能的过程中其结构也会相应地有所改变，除此之外蛋白质三维结构的信息对于蛋白质结构与功能的研究、蛋白质工程改造或者进行药物设计都是必需的。因此，得到新蛋白的完整、精确和动态的三维结构不仅是研究蛋白质结构与功能的出发点，而且是生物信息学的主要目的之一。

蛋白质分子模拟技术是利用计算机建立原子水平的分子模型来模拟分子的结构与行为，进而模拟分子体系的各种物理与化学性质。利用分子模拟技术结合计算机图形技术可以更形象、更直观地研究蛋白质等生物大分子的结构。对蛋白质空间结构的更清晰的表述和研究对揭示蛋白质的结构和功能的关系、总结蛋白质结构的规律、预测蛋白质肽链折叠和蛋白质结构等，都是有力的帮助和促进。

蛋白质结构预测是指从蛋白质的氨基酸序列预测出其三维空间结构。对蛋白质进行结构预测需要具体问题具体分析，在不同的已知条件下对于不同的蛋白质采取不同的策略。

1. 蛋白质结构预测的一般流程

蛋白质结构预测包括三个步骤。

（1）序列比对。这往往是未知蛋白或新蛋白分析的第一步，在数据库中搜索同源蛋白质序列，如果可以找到，则建立多重序列比对关系；或寻找已知的功能模体（motif）。

（2）二级结构预测。利用各种现有的方法结合多重序列比对信息进行预测，或确认是否为跨膜结构。

（3）三级结构预测。主要有根据蛋白质一级序列的相似性预测蛋白质三维结构的同源建模法；根据蛋白质与某已知结构的相容性，预测蛋白质三维结构的折叠模式识别方法（或称为折叠子识别法）；从氨基酸序列以及氨基酸在水溶液中的物理化学性质来推测蛋白质结构的从头预测法；如果是跨膜片段，确定片段间的拓扑结构。

蛋白质结构预测的检验：将预测结构与实验结构其他实验数据相对照→对预测的各个环节根据研究者的经验进行人工参与。

2．蛋白质二级结构预测

蛋白质二级结构是指蛋白质分子中某段肽链的局部空间结构，是氨基酸序列和三维构象之间的桥梁。蛋白质二级结构主要有：α 螺旋、β 折叠、无规则卷曲和 β 转角。对二级结构的预测有时能得到许多结构信息，对蛋白质空间结构的确定，设计合理的生物化学实验有重要意义。二级结构预测的方法多使用多序列比对的信息，或多个方法的结合。通常许多程序可以在 Web 上使用，它们通常以一个序列作为输入，对它们执行一些操作过程后，通常通过邮件收到一个返回的预测。进行二级结构进行预测主要通过国际互联网上的蛋白质数据库：nnPredict、PredictProtein 中的 PHD predictions 等进行预测。

nnPredict 算法使用了一个双层、前馈神经网络给每个氨基酸分配预测的类型。在预测时，服务器使用 FASTA 格式文件。蛋白质结构类型分为全 α 蛋白，全 β 蛋白和 α/β 蛋白，此服务器输出结果中包括"H"（螺旋）、"E"（折叠）、"—"（转角）和"？"（给定残基未给出预测）。此方法对较好的蛋白质预测的准确率可达到 65% 以上，对全 α 蛋白的预测能达到 79% 的准确率

PrdictProtein 提供了序列搜索和结构预测服务。它返回的结果包括大量的预测过程中产生的信息，还包括每个残基位点的预测可信度。此方法的平均预测准确率可超过 72%，最佳残基预测可达到 90% 以上。PredictProtein 方法返回多种方法预测得到的结果。其中 PHD 法预测也包括在 PredictProtein 的预测服务器中，其结果通常以 E-mail 返回值表示。但在 SOPMA 网站中的 PHD 则是以实时返回方式来提供预测结果的。而 PHD 法预测通常被认为是二级结构预测的标准，这主要是因为 PHD 法结合了多种神经网络的结果，而 PHD 的最终结果则是这些神经网络每一个输出的算术平均值。

二级结构预测是解决从蛋白质的一级结构预测其空间结构这一问题的关键步骤。现有的预测方法都假定蛋白质的二级结构主要由邻近残基的短程相互作用所决定的，然后通过对一些已知空间结构的蛋白质分子进行分析、归纳，制定出一套预测规则，并根据这些规则对其他已知或未知结构的蛋白质分子的二级结构进行预测。目前常用的方法有：统计/经验算法，其中最为著名的有基于单残基统计的 Chou-Fasman 方法，基于信息论和统计的 Garnier 方法；基于对于蛋白质物理及化学原理的预测，如 Lim 方法；机器学习方法，人工神经网络方法等。据一些检验结果，单序列的预测准确度在 60% 左右，应用多重序列比对信息的二级结构预测准确度在 65%~85% 之间。而现在一般认为二级结构的预测准确率如果达到 80% 的话，就可以基本准确地预测一个蛋白质分子的三维空间结构，因此进一步提高蛋白质二级结构预测的精度是当务之急。

蛋白质二级结构的预测不仅可以给出二级结构信息，而且在实际工作中还有广泛的用途，如：由蛋白质二级结构得到全新蛋白质设计或蛋白质突变体的设计，研究蛋白质空间结构与功能的构效关系，在同源蛋白质模建中有助于建立正确的序列比对关系，有助于蛋白质晶体结构的解析。

3. 蛋白质三级结构的预测

蛋白质三级结构预测是最复杂和技术上最困难的。研究发现，序列差异较大的蛋白质序列也有可能有相似的三维构象，即结构比序列更加保守，蛋白质折叠模式的种类数要远远少于蛋白质序列的数目。现有一些有效的三级结构预测方法。其中基于知识的蛋白质三级结构的预测可以分为两类：比较建模（comparative modeling）和折叠子识别（fold recognition）或称为"Threading"法即"穿线法"。

（1）比较建模。比较建模也称同源模建（homologous modeling），是目前应用最成功及最实用的蛋白质结构预测方法。该方法先在蛋白质结构数据库中寻找与待测蛋白质同源的由试验测定的蛋白质结构，然后进行结构叠合，再利用能量计算的方法进行结构优化，构建出预测的结果。其中得到的模型结构是通过与参考结构相比较而建立的，氨基酸序列的差异以最小化构象能来调整。

（2）折叠子识别。穿线法的基本原理是将未知的氨基酸序列和各种已存在的三级结构相匹配，并评估序列折叠成这种结构的适合度，然后完成模板的建立。折叠子识别则是一种在已知的折叠子中预测最兼容的三维折叠，甚至有时并不存在显著的序列相似性。折叠子识别需要结合所有可得的蛋白质结构的知识并作分析。因此，相对比较建模法而言，折叠子识别法具有一定的难度。大多数"Threading"都被认为是试验性的，对于使用"Threading"服务器建立的结构模型都可能出现较多的错误，因为"Threading"的设计目的是假设序列作为可能的候选者去匹配特殊的折叠，而不是建立有用的模型。折叠识别是蛋白质结构分析方面最活跃的研究精华在于，提供了一个全新的基于序列的预测方法，而无需考虑和已知结构蛋白的同源性问题。

相比之下，"同源建模"的方法就相对成熟和准确。但是"同源建模"对蛋白质序列有一定的要求。在找不到同源蛋白质结构作为模板的情况下，折叠识别方法显示出了它独特的优势。序列结构自动化比较程序 SWISS-MODEL，是 ExPASY 上 Proteomics Tools 提供的一个三级结构预测服务器，是自动蛋白质同源模建服务器。同时 Proteomics Tools 上还提供了 Swiss-Pdb-Viewer 与其配合使用。SWISS-MODEL 分为两个工作模式，即第一步模式（first approach mode）和优化模式（optimise mode）。在第一步模式中，程序先把提交的序列在 ExPdb 晶体图像数据库中搜索，用相似性足够高的同源序列建立最初的原子模型。优化模式对建立的模型进行优化产生预测的结构模型。

Loopp 服务器是一个运用"Threading"即"穿线法"预测序列三级结构的服务器。Loopp 服务器是一个尽可能优化和比较的程序，它先将序列和序列进行比较，然后将序列与结构比较，最后再将结构和结构进行比较，从而得到最终的结构。使用 Loopp 服务器时用户可以自己设定所需的精确值，如：最小相似度和最大相似度以及需要输出的序列数等，其返回的结果同 UCLA-DOE Fold Server 返回的结果相似，都按相似程度从高到低排列。Loopp 服务器的缺点在于它运行的速度较慢。

4. 蛋白质分子模拟软件

随着分子模拟技术的飞速发展，一些商品化的软件逐步形成。应用于生物大分子领域的商品化分子模拟软件的主要有美国 MSI 公司的 Insight Ⅱ 软件和 Quanta 软件，以及 Tripos 公司的 Sybyl 软件；在国内，北京大学物理化学研究所也开发了一套"北京大学蛋白质分子设计系统"。这些商品化软件在不断的变化和发展中，有些软件模块，每年都更新版本，不断完善这些软件的功能。

除了以上的预测方法外，近年来，国际上一些研究组还发展了一些从蛋白质的一级结构直接预测蛋白质空间结构的新方法，如从头预测法。这些方法的基本思想是将基于知识的方法与计算化学以及统计物理学的方法相结合，采用简化的蛋白质模型和根据已知结构的蛋白质所导出的平均势场，从理论上计算蛋白质的空间结构。这些方法不仅可以从蛋白质的一级结构直接预测蛋白质的三维结构，而且可以在计算机上模拟蛋白质分子折叠的全过程。目前，还有一些新方法如遗传算法、模拟退火和模糊集合论方法等在蛋白质结构预测中的应用也正在研究中。通过对一些简单蛋白质分子的模拟研究，这些新方法已经显示出强有力的生命力。许多权威人士推测，随着这些新方法的进一步改进和完善，在今后 10 年内，蛋白质折叠这一分子生物学中的难题将有望得到解决。

（二）药物设计

各种生物基因组计划的进展每天产生大量数据，对这些数据进行分析并预测基因在产物——蛋白质的结构、功能和相互作用成为结构基因组计划的主要内容。人类基因组计划的目的之一也在于阐明人的蛋白质的结构、功能、相互作用以及与各种人类疾病之间的关系，寻求各种治疗和预防方法，包括药物治疗。在 HGP 的推动下，基于生物大分子结构的药物设计是生物信息学中极为重要的研究领域。为了抑制某些酶或蛋白质的活性，在已知其三级结构的基础上，可以利用分子对接算法，在计算机上设计抑制剂分子，作为候选药物。这种发现新药物的方法有强大的生命力，也有着巨大的经济效益。

传统的药物研制主要是从大量的天然产物，如动物、植物、微生物和合成有机、无机化合物以及矿物中进行筛选。得到一个可供临床使用的药物要耗费大量的时间与金钱。近年来随着结构生物学的发展，相当数量的蛋白质以及一些核酸、多糖的三维结构获得了精确的测定，使得基于生物大分子结构知识的药物设计成为当前的热点。蛋白质空间结构的精确模拟、生物大分子的电子结构计算和分子设计的成功进行，使基于生物大分子结构的药物设计成为生物信息学中极为重要的研究领域。这种设计途径与蛋白质工程有着深刻和广泛的联系。

药物设计的过程是将基因组 DNA 序列信息分析作为源头，在获得了蛋白质编码区的信息之后进行蛋白质空间结构模拟和预测，然后依据特定蛋白质的功能进行必要的药物设计。因此，在基因组研究时代，基因组信息学、蛋白质的结构模拟以及药物设计必将有机地结合在一起，它们是生物信息学的三个重要组成部分。

1. 基于生物大分子空间结构的药物设计

要了解蛋白质的功能、找到其致病的分子基础，只有氨基酸顺序是不够的，必须知道它们的三维结构。要设计药物治疗这些疾病也需要了解蛋白质的三维结构。目前的 X 射线晶体学技术、核磁共振波谱学技术等测定蛋白质空间结构的方法还不能很好地满足研究需要。因此，生物信息学中的理论模拟与结构预测就彰显了重要性。模拟的结果对于在分子、亚分子和电子结构层次上了解生命现象的基本过程具有重要意义，为天然生物大分子的改性和基于受体结构的药物分子的设计提供了依据。

2. 基于受体结构的药物筛选

药物的治疗作用主要是通过药物与受体的相互作用。在生物体中受体多半是生物大分子，像蛋白质和核酸，而以蛋白质居多。随着细胞生物学、分子生物学和结构生物学的发展，越来越多的药物作用靶标分子（蛋白质、核酸、酶和离子通道）被分离、鉴定，其三维结构被阐明，为直接药物设计方法的应用提供了有利的条件。药物设计时以靶标生物大分子的三维结构为基础，研究药物是怎样改变它的构象、进而产生治疗作用的，设计出从空间形状和化学性质两方面都能很好地与靶标分子"结合口袋"相匹配的药物分子，这是当前药物筛选中的一个合理而有效的途径。目前已有很多生物大分子作为药物设计的靶标，例如：基于致癌、抑癌基因表达产物的药物设计，基于细胞表面受体结构的药物设计和基于转录因子结构的药物设计。这些方法仅考虑了化合物与靶标生物大分子之间的相互结合，除此之外，药物还应该具有良好的体内运输和分布性质以及良好的代谢性质。近年来随着人类基因组计划的进一步进行、化合物合成技术的进步和一些先进技术的使用已使受体药物筛选发展成为高通量筛选。利用生物信息学技术所建立的化合物库是筛选化合物的重要来源。

3. 药物设计与分子模拟

近年来，分子图形学在药物研究的广泛应用，使得以结构为基础的药物设计与计算机分子模拟密不可分。分子模拟可以应用于药物开发的众多环节中，它除了可以用于确定生物大分子三维结构外，在寻找先导化合物、优化先导化合物方面更能大显身手。例如：从三维结构数据库中搜索能嵌合到靶点的分子的方法已经用于先导化合物的发现，以结构为基础的计算机全新药物设计已经用于设计先导化合物。随着新世纪生命科学、计算机学科的发展，考虑药物作用不同机制和全部过程的药物设计方法——基于作用机制的药物设计方法（mechanism-based drug design）将逐步建立和完善。

生物信息学的任务最重要的是如何运用数理理论成果对生物体进行完整系统的数理模型描述，使得人类能够从一个更加明确的角度和一个更加易于操作的途径来认识和控制自身以及所有其他的生命体。作为计算机科学和数学应用于分子生物学而形成的交叉学科，生物信息学已经成为基因组研究中强有力的必不可少的研究手段。生物信息学是多学科的交叉产物，涉及生物、数学、物理、化学、计算机科学和信息科学等传统领域，目前还处于初期发展阶段。生物信息学的发展将会对生命科学带来革命性的变革，它的成果不仅对相关基础学科起巨大的推动作用，而且还将对医药、卫生、食品和农业等产业产生巨大的影响，甚至引发新的产业革命。

（习　阳）

第六章　基因与社会

　　随着基因技术的日新月异、突飞猛进，基因技术对社会各方面产生的影响越来越大。基因诊断与基因治疗技术攻克了医学上的许多难题，然而由此而引发的许多伦理学问题，也值得我们去思考。转基因食品已渐渐改变了人们的饮食结构，甚至饮食观念。社会上"基因热"与"基因盲"并存。人类基因组学是生物技术产业和健康产业的知识核心，蕴涵着无比巨大的产业化潜能和商业利益。基于基因组研究成果的基因工程药物、基因芯片诊断技术等有着极其广阔的应用前景。因此，基因及其相关技术对社会的影响是难于估量的。

第一节　基因技术与医学

　　随着现代分子生物学研究的不断深入，人们认识到人类绝大多数疾病都与基因密切相关，因而用于对疾病进行诊断和治疗的技术也进入了分子水平，并由此而产生了一门新的医学分支学科——分子医学（molecular medicine）。分子医学是现代生物化学与分子生物学理论和技术在医学中的应用和推广的结果，是医学进入新时代的重要标志。基因诊断和基因治疗是分子医学的主要内容。我国的医疗体制改革已经开始，实行医疗保险已势在必行，多了解一些医学的最新进展，不仅可以增强自己的保健意识，而且必要时可以利用了解的知识维护自己的合法权益。

一、基因诊断

（一）基因诊断的基本概念

　　基因诊断（gene diagnosis）是指利用现代分子生物学和遗传学的方法，直接检测基因结构及其表达水平是否正常，从而对疾病作出诊断的技术。

　　基因诊断是在基因水平上对疾病作出病因的诊断，而基因是贮存于生物细胞内的一些DNA 或 RNA。要进行基因诊断首先必须分离到核酸（DNA 或 RNA），然后对其进行检测。基因诊断技术是随着分子生物学的发展而发展的，主要有基于核酸杂交和 PCR 基础上的各种方法及测序。

（二）基因诊断常用的方法

基因诊断相关技术的发展使得针对一个细胞或一个 DNA 分子均能作出诊断，检测的材料也很广，可以是被检查者的组织细胞、毛发、血液或干血迹，甚至福尔马林固定、石蜡包埋的组织等。通过基因诊断有可能对疾病作出四级预测（病因预测、超前期预测、症状前预测和临床预测）。

常用的基因诊断方法有：

（1）液相杂交和固相点杂交。

（2）限制性内切酶酶谱分析。

（3）限制性片段长度多态性（restriction fragment length polymorphism, RFLP）分析。

（4）寡核苷酸探针杂交。

（5）聚合酶链反应（PCR）和逆转录 PCR（reverse-transcript PCR，RT-PCR）。

（6）荧光原位杂交（fluorescence in situ hybridization, FISH）。

（7）基因芯片（gene chip）。

（8）核酸序列分析。

随着人类基因组计划的实施，发现了一些新的基因标志，其中单核苷酸多态性是比较有实用价值的。单核苷酸多态性（single nucleotide polymorphism, SNP）是指在基因组水平上由于单个核苷酸位置上存在转换、颠换、插入、缺失等变异所引起的 DNA 序列多态性。研究 SNP 在揭示生命的本质上有重要意义。它既有利于基因组测序，又有利于疾病相关基因的发现。

单核苷酸多态性的检测与分析是近几年新出现的分析检测技术。SNP 的检测最初以应用凝胶电泳方法为基础的 DNA 测序，近来一些半自动或全自动识别和检测大量 SNP 的方法正在发展起来。现用的实验方法有基于凝胶电泳的限制性片段长度多态性（RFLP）、等位基因特异的寡核苷酸（ASO）、单链构象多态性（SSCP）分析、以荧光共振能量传递为基础的 Taqman 法、DNA 芯片、质谱法、微测序法等。

SNP 在医学领域中已用于阐明疾病发病的分子遗传机制、疾病的基因定位或易感基因的检出。在药学领域中已应用于药物遗传学、药物基因组学，以及指导用药和药物设计。此外，SNP 还用于法庭科学、个体识别、亲权鉴定和人类进化、种族起源、生物进化等方面的研究。

（三）基因诊断在医学中的应用

近年来基因诊断已在医学中得到广泛的应用，主要在感染性疾病、寄生虫病、遗传性疾病、遗传易感性疾病、肿瘤、法医鉴定、器官移植的组织配型，以及个体化用药的基因诊断等方面。

1. 感染性疾病和寄生虫病

历史上感染性疾病和寄生虫病曾经是危害人类健康和生命的主要疾病。近年来，尽管这两大类疾病的发病率有所下降，但有些少见的疾病又有上升的势头，同时还出现了一些新的疾病，如：传染性非典型肺炎就是一种新出现的由病毒引起的传染性较强的感染性疾病，此外，还有禽流感等。人员流动和国际交往的增多，也给这些疾病的诊断、治疗和预防提出了新的要求。

感染性疾病和寄生虫病诊断的经典方法是显微镜检查、病原体培养、免疫学检测等，但是这些方法均有一定的局限性，在敏感性和准确性方面有时无法满足临床的需求。不同生物的遗传特异性是不同的，能引起这两类疾病的病原体（病毒、细菌、衣原体、支原体或寄生虫）均有其特异的基因组，这为基因诊断奠定了物质基础。

基因诊断技术直接检测病原体的遗传物质（DNA 或 RNA），不仅可以大大提高诊断的敏感性和特异性，而且对于变异株（其遗传物质也改变）也可作出诊断。由于基因诊断的敏感性高，所以对于潜伏期感染和带菌者也能作出诊断。基因诊断已在病毒性肝炎、结核病、淋病、尿道炎、艾滋病等感染性疾病和疟疾、阿米巴病等寄生虫病的诊断中发挥了很大的作用（见图 6-1）。如：PCR 技术在各型肝炎的诊断和鉴别诊断中已成为临床治疗的客观依据。

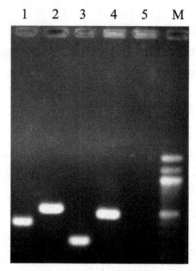

1~4 分别为淋球菌、解脲脲原体、人型支原体和沙眼衣原体；5 为阴性对照；M 为 DNA 标准

图 6-1　用 PCR 技术诊断泌尿道的混合感染

2. 遗传性疾病

遗传性疾病是由于患者某种基因的完全或部分缺失、变异等造成其相应表达产物的量和（或）质的异常，因而功能异常表现出疾病。这类疾病的诊断除了仔细分析临床症状、家系分析及生化检查结果外，从病因角度作出诊断则需要用基因诊断技术分析其遗传物质的变化，检测特定基因是否存在或是否存在基因突变。对于单基因病，诊断越早、治疗越早，则预后越好。

以羊水、脐带血或妊娠期妇女外周血作材料，进行遗传病的产前基因诊断，对于遗传病的防治和优生、优育均具有重要意义。

3. 遗传易感性疾病

人类有一大类疾病（家族性高脂血症、糖尿病、高血压、自身免疫性疾病和精神心理疾病等）属于遗传易感性疾病，这类疾病的发生是由遗传因素和环境因素共同作用的结果。它们的发病具有明显的家族倾向，与某种"遗传标记"具有明显相关性。

基因的突变是这类疾病发生、发展和预后的基础。用基因诊断的方法来检测这类疾病的"遗传标记"，不仅可以辅助临床诊断，而且对疾病的病因和发病机理的研究都具有重要意义。如：应用 PCR-SSCP 方法对胰岛素基因进行分析发现有三种常见点突变（Arg65 → His，Arg65 → Leu 和 His100 → Asp），这些点突变可导致血中胰岛素原不能转换成为胰岛素，因而引起糖尿病。

4. 肿瘤

肿瘤的发生是由多基因参与，通过遗传因素和环境因素多个步骤的相互作用，最后导致细胞的癌变而引起的。

就遗传因素而言，有两类基因与肿瘤的发生有关：癌基因和抑癌基因。针对癌基因激活和抑癌基因失活的机制，就可在 DNA 水平上对肿瘤作出基因诊断。癌基因激活是多种多样的，有点突变、插入突变、缺失突变、基因重排、基因扩增、甲基化等。抑癌基因的失活大多为点突变和缺失。这些变异均可采用相应的基因诊断技术对其进行诊断和分型。如：用序列分析方法测出肺癌患者的 K-ras 癌基因点突变对于肺癌的早期诊断具有很大的意义（见图 6-2）。

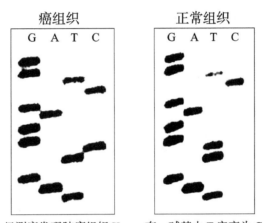

经测序发现肺癌组织 K-ras 有一碱基由 T 突变为 C

图 6-2 肺癌组织 K-ras 癌基因的点突变检测

5. 法医鉴定和组织配型

DNA 多态性的普遍存在，造成个体间 DNA 的差异很大。因此，每个个体均有其特征性的"DNA 指纹"（DNA fingerprint），不同民族 DNA 多态性的分布规律也不同。但人类基因组计划显示，在人的全部基因组中，人与人之间只有 0.01% 不同。正是这点不同造就了不同个体的差别。

DNA 多态性有长度多态性和序列多态性两种形式，而且它们均符合孟德尔遗传规律。因此，可以把 DNA 多态性的检测应用于法医鉴定和器官移植的组织配型。目前可用于法医鉴定的 DNA 多态性位点有很多，如：用 PCR 方法扩增载脂蛋白 B 基因 3′ 端的数目可变串联重复序列（variable number of tandem repeats, VNTR）可用于亲子鉴定（见图 6-3）。通过扩增载脂蛋白 B 基因 VNTR 的多态性，可以发现子代的 VNTR 片段一条来自父亲，一条来自母亲。用基因诊断技术分析 DNA 多态性是目前亲子鉴定、个体识别、性别鉴定和种属鉴定最有力的工具。不少国家已建立了"DNA 指纹"数据库，应用于司法等领域。

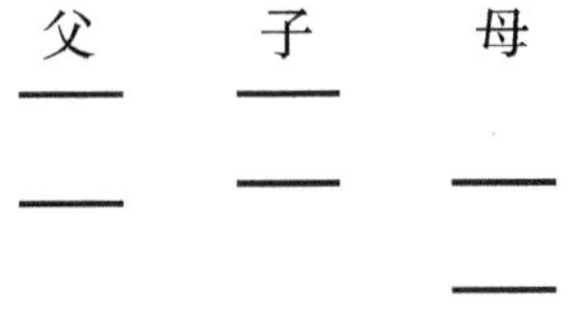

父　　　子　　　母

图 6-3 DNA 多态性在法医鉴定中的应用

人类白细胞抗原（human leukocyte antigen, HLA）基因的多态性是人类基因中最复杂的。对 HLA 作基因分型，为器官移植的组织配型提供了科学依据。经典的组织配型是抗原分型，由于抗原是基因表达的产物，而基因表达是个复杂且易受许多因素影响的过程。因此，抗原分型具有一定的局限性。基因分型直接检测遗传物质，其准确性明显高于抗原分型（蛋白质水平分型），因而基因诊断技术用于器官移植的组织配型可降低排斥反应，提高器官移植的成功率。

6. 个体化用药

基础研究和临床观察发现不同个体对同一种药物的疗效和毒副作用可能完全不同。这是由于遗传学因素对人体药物反应能力的个体差异引起的。从基因角度来说，这是药物代谢酶基因多态性所致。

日常生活中一个明显的例子就是不同人和不同民族的饮酒量的差异。实际上这种差异是由于乙醇脱氢酶基因和乙醛脱氢酶基因在不同个体和不同民族中的差异造成的。在这里酒精也可以视为一种药物。

临床治疗过程中，在用药之前用基因诊断方法分析有关药物代谢酶基因的不同，先发现患者是"快代谢者"或"慢代谢者"，对于临床工作中的合理用药，提高药物疗效、减少不良反应，达到有效的治疗目的起着十分重要的作用。

随着基因组学发展而建立起来的药物基因组学（pharmacogenomics），是指在基因组水平研究不同个体及种族或民族对药物反应的差异，并探讨新的用药方法、开发新的药物。药物基因组学的发展对于实现个体化用药起着非常重要的作用。也许在未来的某一天，人们在看病之前先检测一下自己的基因就像现在看病之前要测量体温和做血常规一样普遍。

二、基因治疗

（一）基因治疗的基本概念

基因治疗（gene therapy）是指以正常基因矫正、替代缺陷基因，或从基因水平调控细胞中缺陷基因的表达的一种治疗疾病的新方法。

1987 年，美国科学家首次将正常人 β-珠蛋白基因导入严重 β-地中海贫血的患者骨髓细胞中但未曾获得成功。1990 年 9 月，美国国立卫生研究院（NIH）批准了首例基因治疗的临床试验。这标志着人类医学史上的一次革命。

美国学者 Blease、Culver 和 Anderson（被尊称为"基因治疗之父"）用经处理的腺病毒为载体，将正常腺苷脱氨酶（adenosine deaminase, ADA）基因导入一位患遗传性 ADA 缺乏症的女患儿的白细胞中，结果在患儿体内表达了正常的 ADA。由此可见，导入正常基因可以纠正遗传性疾病的基因缺陷。

随着分子生物学技术的发展，基因治疗的对象不再局限于遗传病，而被扩展到肿瘤、遗传易感性疾病和传染病等多种疾病。

因此，广义地讲，基因治疗就是采用分子生物学的原理和技术，在核酸水平上治疗疾病的方法。基因治疗目前尚存在许多理论上和技术上的难题，如：如何选择理想的目的基因，如何提高基因转移的效率，如何控制目的基因在体内的有序表达和合适表达量，如何保证基因治疗的安全性等，但基因治疗的潮流是不可逆转的。

（二）基因治疗的基本方法

基因治疗的基本步骤有以下六步。

1. 制备目的基因

在了解清楚疾病的分子机制的基础上，选择对于疾病治疗密切相关的基因作为基因治疗的目的基因。制备目的基因的常用方法有：

（1）用限制性核酸内切酶或探针杂交方法从基因组 DNA 或基因组 DNA 文库（genomic DNA library）中获取。

（2）从由 mRNA 制备的 cDNA 文库中获取。

（3）PCR 法。

（4）人工合成法。

2. 选择基因载体

基因治疗的关键之一就是将目的基因转移到细胞内并能适度地表达出有功能的蛋白质。基因转运的载体可分为两大类：病毒载体和非病毒载体。

（1）病毒载体。病毒载体是目前基因治疗中最常用的基因转运载体。已被用作载体的病毒有逆转录病毒、腺病毒、腺相关病毒、痘苗病毒和单纯疱疹病毒等。这些病毒经过适当改造后与目的基因组成重组体，然后利用病毒可感染细胞的特性把目的基因带入宿主细胞中。

（2）非病毒载体。非病毒载体介导的基因转移方法主要是物理和化学方法。①物理方法包括裸露 DNA 直接注射、微粒子轰击、电穿孔和显微注射等。②化学方法包括磷酸钙沉淀、脂质体包埋等化学试剂转移方法。尽管非病毒基因转移方法存在转移效率较低和目的基因表达时间较短等缺点，但它的完全性较好。

3. 选择受体细胞

基因治疗的受体细胞有生殖细胞和体细胞两类。

（1）生殖细胞基因治疗。这种治疗方法能使该细胞分化发育的个体及其后代均具有正常基因，理论上可作为遗传病治疗的理想方法。但因技术和伦理问题，目前基因治疗中禁止使用生殖细胞基因治疗。

（2）体细胞基因治疗。这种治疗方法中可选择含量丰富、取材方便、容易培养和寿命较长的淋巴细胞、造血细胞、角质细胞、上皮细胞、内皮细胞、肝细胞、成纤维细胞、肌肉细胞和肿瘤细胞等。

4. 筛选阳性细胞

基因治疗的效果还要通过有关方法来评价。评价方法主要有：利用基因表达产物筛选和分子生物学方法筛选。

（三）基因治疗在医学中的应用

尽管人类基因治疗目前离成熟的临床治疗技术还有相当长的距离，但经过二十余年的临床试验，人们已经获得了大量宝贵的临床资料。经过基础实验和临床试验等方面更加深入研究，目前在遗传性疾病、肿瘤、遗传易感性疾病、感染性疾病和神经系统疾病等方面取得了许多进展。下面主要介绍前两类疾病的基因治疗。

1. 遗传性疾病

遗传性疾病是由于人体内遗传物质改变所引起的疾病。目前大多数单基因遗传病基本上不可能用常规的治疗方法根治，而基因治疗可能是唯一有效的方法。基因治疗最先应用于遗传性疾病的主要原因是其基因变异比较单一。

目前有不少遗传性疾病的临床基因治疗方案先后被批准，包括：囊性纤维变性、ADA缺陷的重症联合免疫缺陷症、家族性高胆固醇血症、乙型血友病、α1-抗胰蛋白酶缺陷症等。国内外均有基因治疗用于遗传性疾病治疗的成功例子。1991年12月复旦大学与第二军医大学联合对2例血友病患者进行基因治疗取得了初步成功。

遗传性疾病的治疗方案根据其发病机制来确定。ADA缺陷的重症联合免疫缺陷症的治疗就是要补充ADA，所以可以把ADA基因导入T淋巴细胞然后回输入体内。β-地中海贫血基因治疗的核心是增加患者红细胞系中β-珠蛋白基因的表达，纠正α与β肽链合成率的失衡状态。最常用的方案是分离患者骨髓中的造血干细胞，然后导入正常β-珠蛋白基因，再回输入患者体内，在体内这种造血干细胞也会如一般的造血干细胞一样分化为红细胞系而长期表达β-珠蛋白基因，达到根治贫血的目的。我国科学家以皮肤成纤维细胞为靶细胞进行了乙型血友病的基因治疗的临床实验研究，并取得了较好的效果。

目前对遗传性疾病进行基因治疗的对象大多数选择其基因表达产物量无须精确调节和经常开放的基因。虽然目前已实施的临床基因治疗方案均不够成熟，临床疗效尚不确切，但在安全性方面未发现因导入基因而发生癌变等严重并发症。

2. 肿瘤

肿瘤的发生受遗传和环境因素的共同影响，现在已经可以肯定地说肿瘤是基因病。目前，肿瘤的基因治疗实验是基因治疗中最多的。我国在肿瘤基因治疗方面也取得了许多成果。如：1997年上海神经外科研究所对大脑胶质瘤患者的基因治疗也获得了理想效果。

通过深入研究肿瘤的发病机制，发现了许多与肿瘤发生相关的癌基因、抑癌基因和其他癌相关基因。肿瘤的基因治疗主要是单独或联合使用以下几种方法。

（1）引入抑癌基因。抑癌基因突变是引起肿瘤发生的原因之一，若能恢复其活性则有可能使肿瘤好转。如：用人野生型 $p53$ 基因导入胃癌细胞内可降低其恶性表型或抑制细胞的生长；而导入另一种抑癌基因 $nm23$ 则能降低乳腺癌的高转移率。

（2）矫正癌基因突变或抑制癌基因的表达。癌基因激活后其产物在时间上和质量上异常表达，导致细胞增殖、分化过程失衡，最后引起恶变。矫正癌基因突变或抑制癌基因的表达则可治疗肿瘤。用反义 K-ras 寡核苷酸转染肺癌细胞株，可抑制 K-ras 的表达并抑制肿瘤的生长。

（3）加强肿瘤抗原的免疫性。肿瘤的免疫治疗通过增强肿瘤抗原的免疫原性诱导机体产生肿瘤特异性的细胞免疫应答，从而特异性攻击肿瘤细胞。实验证明，把含有癌胚抗原全长 cDNA 的重组痘苗病毒接种到动物体内后对癌胚抗原阳性肿瘤有防治作用。本法的最大优点是无需复杂的基因转移技术，只需肌内注射、皮下注射、皮内注射或皮肤划痕。

（4）利用自杀基因及其旁观者效应。自杀基因（suicide gene）是指将某些基因导入靶细胞中，其表达的酶可催化无毒的药物前体转变为细胞毒物质，从而导致携带该基因的受体细胞被杀死，此类基因被称为自杀基因。自杀基因疗法在肿瘤基因治疗中具有独特优势，因为通过靶向性转导自杀基因到肿瘤细胞中，自杀基因能较准确、较特异地表达于肿瘤局部；而正常细胞因没有相应的基因可免受化疗损伤。如：将癌胚抗原基因启动子与 TK 基因相接，构建嵌合基因 pCEA/TK，用腺病毒载体直接注入瘤体，加前体药物丙氧鸟苷（ganciclovir, GCV）作用后，瘤体生长明显受抑。

（5）导入细胞因子基因。在肿瘤免疫中，细胞因子具有协调各种免疫效应细胞，在肿瘤局部微环境中发挥细胞毒作用的重要功能。导入增强免疫功能的细胞因子基因，能使宿主细胞产生有效的抗肿瘤免疫反应。目前应用较多的有白细胞介素、肿瘤坏死因子、干扰素和粒细胞—巨细胞集落刺激因子等细胞因子的基因。

（6）使用多药耐药基因的抑制剂。多药耐药（multidrug resistance, MDR）是指肿瘤细胞可对化疗药物产生耐药性，甚至对从未接触过的或作用机制完全不同的药物也产生交叉耐药的现象。研究发现产生这种现象的原因在于 MDR 基因编码种依赖 ATP 的跨膜蛋白，它能以主动转运方式将细胞内抗癌药物泵出胞外，从而降低细胞内的药物浓度。若 MDR 基因过度表达即可产生 MDR 现象。用一些抑制剂或直接使该基因失活，便可提高化疗药物的治疗效果。

总之，基因治疗是疾病治疗的新方法，其治疗疾病的范围将不断扩大，为人类征服疾病尤其是一些用传统方法无法治疗的疾病带来希望。

第二节　基因伦理学

一、伦理学和医学伦理学的基本概念

（一）伦理学的基本概念

何谓"伦理学"？在中国古代早期，"伦理"一词是分开使用的。"伦"主要是指人与人之间的关系。孟子的"五伦说"认为："使契为司徒，教以人伦；父子有亲，君臣有义，夫妇有别，长幼有序，朋友有信。"所谓"理"是指道理、规则和秩序。秦汉之际，"伦理"二字开始连用，指人与人之间的道德关系。

在国外，"伦理"一词从希腊文"ethos（风俗、风尚）"演绎而来。公元前 4 世纪，著名的希腊哲学家亚里士多德创立了伦理学。伦理学（ethics）是研究人们相互关系的道理和规则的科学。伦理学的研究对象是道德，它研究道德的形成、本质及其发展规律。伦理学理论、原则在具体领域中的应用称为应用伦理学。

（二）医学伦理学的基本概念

医学伦理学（medical ethics）是伦理学的一个分支，属于应用伦理学的范畴，是一般伦理学在医疗领域中的具体运用。医学伦理学的研究范围在不断扩大，这与医学的迅猛发展有着密切的关系。现代医学技术的发展带来了道德观念的巨大变化。

医学伦理学是个涉及广泛的话题，特别是人类基因组研究的开展，基因治疗、基因隐私、资源保护、商业化，以及克隆等伦理相关的问题越来越引起社会的关注。医疗保健制度中的伦理问题、基因调查研究、转基因食品等科研活动中与伦理相关的具体问题也值得人们进行广泛的探讨。在医学伦理学中主要研究基因相关问题的分支称为基因伦理学（gene ethics）。

人类基因组计划的完成为人类基因诊断、基因治疗和基因预防带来了美好未来。同时，人类基因研究的应用也使我们面临全新的伦理问题。基因技术的安全性、基因知识产权的保护和利用、基因隐私的保护、基因歧视的可能性，等等，都值得我们关注和研究。

二、基因治疗的伦理问题

基因治疗在治疗遗传性疾病、肿瘤和感染性疾病等方面具有广泛的应用前景。基因治疗从研究的初期就引起了人们的广泛关注，安全性、规范性、保密性、公正性等是必须重视的问题。

（一）基因治疗的安全性

基因治疗的安全性是首先要关注的问题。基因治疗应确保不因导入外源目的基因而产生新的有害遗传变异。例如，基因治疗常用的载体是逆转录病毒，而逆转录病毒的基因可随机整合到人染色体基因中。因此，应构建相对安全的逆转录病毒载体。至于引起插入突变则可能失活一个重要基因，或更严重地激活一个原癌基因，也有可能因基因重组而产生新的病毒，这些问题的危险程度到底有多大目前仍不清楚，但至今的实践表明尚未见明显严重问题。

为安全有效地进行基因治疗，任何一种方案的实施，都要根据严格的技术规程与标准，由有关的行政管理部门批准后方可实施。

（二）生殖细胞基因治疗的伦理问题

与安全性相联系的就是生殖细胞基因治疗。从理论上讲，生殖细胞基因治疗既可治疗遗传性疾病患者本人，又可使其后代不患相同的遗传病，是一种更有效的治疗遗传性疾病的方法。虽然在人类中尚未实施，但在动物实验中已获成功，这就是转基因动物的出现。这一事实既给人类生殖细胞基因治疗带来了希望，又使人们担心这种遗传特征的变化世代相传，将给人类带来的到底是福还是祸的问题。人们不知接受转基因的受体生殖细胞的下一代的长期副作用如何，甚至可能产生一些非人类的性状。因此，许多科学家不仅对此持慎重态度，而且还有的持反对态度。基因治疗可能具有的潜在危险性值得人们认真考虑。因此，目前各国政府都禁止将生殖细胞基因治疗应用于临床中。

多数学者认为，生殖细胞基因治疗必须符合以下技术、社会学和伦理学条件。

（1）已在相应体细胞基因治疗中证明是安全、可靠和有效的。

（2）反复在动物实验中证明相应疾病的生殖细胞基因治疗是安全、可靠和有效的。

（3）患者知情同意（informed consent）。知情同意是指为患者提供其作出医疗决定所必需的足够信息，并在此基础上由患者作出的承诺。

（4）大多数公众认同。

（5）有操作规程和法律保障。

（三）体细胞基因治疗的伦理问题

体细胞基因治疗是符合伦理道德的，但试图纠正生殖细胞遗传缺陷或通过遗传工程手段来改变正常人的遗传特征则是引起争议的。从历史上看，科学的发明创造对人类生存发展的影响极其深刻，故遗传学发展到今天，可以进行基因治疗，应该说是符合伦理道德的。

重要的问题是取得社会的理解和配合，首先是患者及其亲属的配合。因此，必须加强宣传基因治疗的科学性与安全性以及人类健康的重要性，以提高人们的认识，同时建立并完善医疗法制与措施也是必要的。

（四）关于基因改良

中国人类基因组伦理委员会对普通百姓希望通过基因技术"改良"后代的想法表示忧虑。该委员会认为，人类基因组研究及其成果应用应集中于疾病的治疗和预防，而不是"优生"。考虑到基因优生可能带来诸如人种单一化等灾难性后果，基因伦理委员会的专家们呼吁保护基因多样性，反对建立类似"名人精子库"这样不科学的基因优生试验。"基因优生"只是许多普通百姓和一些医务工作者对生育健康的一种美好愿望。中国人类基因组伦理委员会坚持反对基因歧视，科学家认为每个基因对人类健康都可能同时具有正面和负面的双层作用，在基因研究和应用中不应加入"好基因"与"坏基因"这样的价值判断。

三、关于克隆人

人类的繁衍一直被自然生殖所垄断。男女结合后的性交、卵子的受精、植入子宫、宫内妊娠和分娩是人类自然生殖不可缺少的基本过程。现代生殖技术的发展使这一天经地义的自然生殖行为受到了严重的挑战。

（一）现代生殖技术

现代生殖技术主要有人工授精、体外授精和无性繁殖（克隆）等三种形式。

1. 人工授精

人工授精（artificial insemination）是用人工方法把精子送入子宫内，代替了自然生殖过程的性交，在输卵管中受精而达到怀孕的目的。人工授精主要解决男子不育问题。

2. 体外授精

体外授精（*in vitro* fertilization）是在试管中把精子和卵子结合、授精、形成胚泡，然后再植入子宫体内，从而代替了自然生殖过程的性交、卵子的受精、植入子宫三个步骤。因为是在试管中授精，因此通过这种方法培育的婴儿称为试管婴儿。体外授精主要解决妇女不孕问题。

3. 无性繁殖

无性繁殖，即克隆（cloning）是用细胞融合技术把供体细胞核转移到去核卵子中，然后创造出与供体细胞完全相同的个体，几乎完全放弃人类自然生殖的所有过程，用简单的、低等生物生殖方式来繁殖人类。

（二）现代生殖技术的伦理问题

现代生殖技术是一种全新的在人类繁衍后代领域中使用的技术，它给众多的不育症、不孕症患者带来了福音，同时为根除某些遗传性疾病和实现优生奠定了技术基础，无可非议具有积极的理论价值和现实意义。据报道，全世界育龄夫妇中有 5%~15% 为不育症患者，我国也有 10% 以上的患者。因此，现代生殖技术具有较大的积极意义。

然而，现代生殖技术是一把双刃剑，如果不正确、不恰当地使用，没有严格的道德原则和法律措施，不仅不会给人类带来福音，而且有可能会给社会、人类带来痛苦甚至祸害。

1997年2月，英国罗斯林研究所（Roslin Institute）克隆出多利羊。随后，美国俄勒冈州的科学家用克隆技术克隆出两只猴子。这些高等哺乳动物的成功克隆，使克隆人似乎从梦想变为现实的进程明显缩短。有人预计，如果准备克隆人，并能得到人的1000个卵母细胞，经过一两年时间，在技术上就能制造出克隆人。对克隆人的讨论已波及世界范围，引起科学家、政治家、社会学家、人类学家、法学家、政策分析家、伦理学家，以及有关国际组织的广泛关注。

人们对克隆人给未来所带来的结果的利弊得失，目前很难作出预测。有人认为，克隆技术可以防止缺陷基因在人类中遗传，从而达到人类优生的目的；可以部分解决某些不育夫妇的生育问题；为器官移植提供合适的、无任何排斥反应的供体；可能可以根治许多目前无法治疗的疾病。

（三）克隆人的伦理问题

更多的人对克隆人持否定态度，认为这是违背人类起码的道德准则的。

1. 对克隆人的忧虑

目前人们对克隆人的忧虑主要来着以下几个方面。

（1）克隆人对人口遗传多样性会产生消极影响。根据孟德尔遗传规律，人类具有多样性和变异性，每个人具有独特的基因型。这方面的担心尚缺乏根据，除非大规模应用，否则不会对世界人口的遗传多样性产生明显影响。

（2）违背人的尊严，不利于保护人类遗传物质的安全。因为人是最高等生物，人类要制造出貌同自身，而又列在人之外的可供人随意奴役的克隆人，显然丧失人的尊严。人类经过进化，已脱离动物界，组成人类社会。人类的遗传物质是全人类的共同遗产，人类有责任保护其安全，不容许任意修饰基因组。

（3）人性、人格和家庭观念将会受到冲击，对人的个性、不确定性和相互联系性带来严重挑战。若按克隆羊的方法克隆人，从遗传学角度来说，克隆出来的人是被克隆人的同胞姐妹，而不是后代。克隆人造成生育模式的改变和人伦关系的混乱。

（4）克隆人将被视为物件。克隆人有可能随意宰割利用，人类将会受到"人工克隆人工具化"（instrumentalization through artificial human cloning）的威胁。

（5）可能会给优生学（人种改良学）打开方便之门。有可能怂恿一些人去操纵另一些人，败坏人的重要社会价值。担心克隆技术被滥用，若被某些独裁者利用，后果将不堪设想。这在近代史上曾有惨痛教训。

2. 克隆人在技术上不成熟、在伦理上不接受

用体细胞核转移克隆出的绵羊（在英国）、牛（在美国、荷兰），因为它们的线粒体数与供体略有不同，线粒体中也含少量遗传物体，因此克隆的个体与原个体也就不会达到遗传上的绝对相同。事实已经证明，多利羊是短命的，易患癌症，如果它能生殖，后代会有较高畸形率，这是由于体细胞突变和染色体损伤累加的缘故。

专家指出，目前克隆动物的成功率只有1%~5%，若将类似的克隆技术用于克隆人，其成功率将不到1%，而且可能出现大量死胎或畸形儿。虽然在理论上和技术上潜在克隆人的可能性，但由于伦理上的不可接受性，果断地采取行政干预，明令禁止，是正确的。1992年，世界卫生组织科学小组在审查医学辅助生殖技术和有关伦理问题时，曾强调指出："必须禁

止实验极端形式，如克隆人、种间授精、制造妖怪和变更生殖细胞基因组。"1997年11月召开的联合国教科文组织第29届大会通过的《世界人类基因组与人权宣言》明确指出不允许克隆人。但是，体细胞核转移克隆技术对医学、药学和畜牧业的发展非常有用。它可用于医学预防、诊断、治疗与科研，在我国有条件的单位应开展这一研究，以推动我国分子生物学及相关技术的发展。

3. 禁止克隆人的立法

关于禁止克隆人的立法问题，科学家与法学家认为，目前立法为时尚早，可用行政命令、伦理原则及资金等手段，限制一定年限以后，经过评估，再决定是否需要立法。仓促立法可能使现实的或潜在的利益蒙受损失，立法禁止克隆人涉嫌侵犯科研自由和生育权等基本权利，其合宪性将遭受质疑。但是，日本在禁止克隆人立法方面走在前面，于2001年6月开始实行禁止克隆人法，全面禁止制造有损于人类尊严的克隆人，违者将被处10年以下劳役或1000万日元以下罚款。英国人类受孕与胚胎管理局也表示不会批准任何与克隆人有关的实验。美国国会参、众两院于2001年7月、8月通过了全面禁止克隆人的法律，对违法者最高可处于10年监禁或100万美元的罚款。我国政府对克隆人也持一种基本否定的态度，并于2003年通过两部规章明确禁止克隆人。

立法禁止克隆人有助于避免科研自由的负面效应、维护婚姻和家庭秩序、保护克隆人的生命权、捍卫人的尊严，并能确保人类的生存和延续，具有宪法上的正当性。

多利羊的出现，标志着又一技术发明开始造福于人类，表明新的技术发明增加了人类驾驭自然的力量，同时也增加了责任与义务。应该用其利，避其害。各国应加强在克隆技术研究、伦理和有关法规研究方面的交流与合作。

世人谴责与反对克隆人，不应导致不加区别地禁止一切克隆方法与研究。人细胞系克隆已成为制造诊断用单克隆抗体的常规方法，并用于癌症研究。克隆动物为感染人疾病的诊断、治疗和生物医学科研的进步提供机遇，但应警惕动物疾病传给人。

总之，目前用体细胞核转移或胚胎分裂克隆人，技术上不成熟、不安全，更主要的原因是违背伦理基本原则。因此，不应直接或间接地参与克隆人的研究，国家或个人也不应在财力上支持这类研究项目。同时，体细胞核转移克隆技术为人类卫生领域的基础研究及其在治疗上的应用开辟了一条崭新途径，应予以重视，积极借鉴，合理应用。人类应该规范自己的行为，防止任何技术的滥用。

第三节 基因技术对社会的影响

21世纪是生命科学的世纪，生命科学研究中的许多成果尤其是基因技术的发展对社会各方面都会产生很大的影响。由此带来的许多新问题，值得人们认真思索，其中有许多技术已与人们的日常生活密切相关。

一、转基因食品问题

基因克隆的一大成果之一就是转基因食品的产生。转基因食品（genetically modified

food）是指改变原有基因的结构或引入感兴趣的基因所产生的食物，又称遗传修饰食品。我国科学家将生长激素基因转入鱼受精卵，得到的转基因鱼的生长显著加快、个体增大；转基因猪也研制成功。用转基因动物还能获取治疗人类疾病的重要蛋白质，如：导入了凝血因子 IX 基因的转基因绵羊分泌的乳汁中含有丰富的凝血因子 IX，能有效地用于血友病的治疗。在转基因植物方面，1994 年能比普通西红柿保鲜时间更长的转基因西红柿投放市场。1996 年转基因玉米、转基因大豆相继投入商品生产。美国为种植转基因食品最多的国家，排在第 2、3 位的是阿根廷和加拿大。

2001 年 8 月，中国农业科学院承担的我国"863"高科技项目"利用转基因植物生产乙型肝炎口服疫苗"取得了重大进展。科学家把乙型肝炎病毒外膜中蛋白基因导入马铃薯和西红柿中，结果该蛋白能在马铃薯和西红柿中高效表达。人吃了这种转基因食品后，可以在体内产生针对乙型肝炎病毒的抗体，因而可以预防乙肝的发生。国外利用类似的"分子农业"技术使转基因植物生产人细胞因子、促红细胞生成素、干扰素、生长激素和单克隆抗体等。这说明转基因食品不仅可以食用，而且还有药用价值。

转基因食品已经越来越多地出现在我们的餐桌上，但这些食品对人体是否有害呢？有不少科学家呼吁公众消除对转基因食品安全的疑虑。因为有科学家跟踪观察，发现转基因农作物、动物等转基因食品，其抗菌素使用标记的安全性问题，不在于转基因动植物本身，而在于转进的基因是否合适。目前的转基因动植物，转进的基因大都是动植物自身的基因，而这些动植物食品，人们平常就可正常食用。同时，利用转基因技术，还可以为生物育种提供更多的思路。当然，转基因过程当中，还有很多问题需要研究，但应该以科学的态度来对待转基因动植物对人类的影响。科学家现在更多的是去了解基因的功能，以及在食品中如何转进更适合人类需要的基因。

到目前为止，确实也有一些证据证明个别转基因食品有害。如：转入有巴西坚果蛋白质的大豆能使人产生过敏反应，转有抗土豆科洛拉茨基虫病基因的土豆会引发溃疡和某些肿瘤等。

事实上，在自然界，20 亿年来一直经常发生基因转移，物种间的基因转移是一种普遍存在的自然现象；而生物技术只是按照人类的意愿、人为地加快了基因转移的速度。我们应该区别对待转基因食品，有些基因产物——蛋白质对人和动物确实有毒性，但大多数转基因食品经加热处理后因蛋白质灭活而对人体无害。另外，无论是天然的还是转基因食品都有可能使某些人过敏，而绝大多数人对常见食物是不过敏的。

因此，对转基因食品，我们应该竖立正确的态度、采取正确的措施。首先，我们应该严格执行转基因农作物管理制度，如我国颁布的有关法规和国际上的相关标准。其次，我们要进一步加强对转基因食品安全性的评估，筛选出安全系数较大的食品向大众推广。最后，我们要科学地、实事求是地宣传转基因食品，打消公众对转基因食品安全性的顾虑，取得公众的信任。

二、核酸营养问题

"基因食品"的报道引起了社会对核酸类保健品的广泛关注。2001 年春季在上海举办的"全国核酸类物质功能及应用研讨会"上，与会的专家指出，补充核酸对正常人来说没有意义，只有婴儿和特定患者可能需要补充外源核酸，同时人体摄入核酸也不能过量。

中国生物化学业与分子生物学会工业生物化学专业委员会的专家们经过研讨后认为，核酸类物质是条件型营养素，在国外有作为膳食添加剂的应用。一般说来，人们在日常膳食中能摄取大量核酸，而且人体所需的核酸（DNA 和 RNA）基本由自身合成。对于正常人来说，额外补充核酸并没有意义。但也有研究表明，补充核酸对于部分类型的患者有辅助治疗作用，所以国内外都有核酸药物的应用。同时，专家指出，补充核酸不能盲目，大量研究已证明，痛风病和肾结石等疾病与人体核酸过量有关，这类患者应尽量减少核酸的摄入。科学家建议，成年人每天摄入核酸的总量以不超过 2g 为宜。

美国的专家对口服核酸大体持两种态度：一类专家比较谨慎地对口服核酸给予了否定。美国著名药理学家、前美国药理学会会长艾伦·康尼（Allan Conney）说，尽管美国现在仍有极少数人在研究口服核酸，但多年来他们的研究并没有取得什么令人信服的结果，因此可以说，口服核酸不具营养价值。第二类专家对口服核酸的营养作用持绝对否定态度。他们说，从生物学的角度讲，人体能自动合成核酸，不存在短缺的问题。人们平时吃的食物里有足够的核酸，买口服核酸是浪费钱，不如拿这个钱去买新鲜的肉、鱼等食物。此外，美国出版的营养书籍《维生素、矿物质和补充剂完全指南》指出，所谓核酸具有"增强体力"、"增加记忆力"、"延长寿命"等多项功能，其实是"未经证实的推测"。

三、人种差别问题

有些人认为，白色人种的智商先天就比黄色人种高，而黑人的体育细胞则天生就特别发达。最新公布的基因图谱分析报告已彻底否定了这些种族主义观点。分析指出，中国人与白种人之间的差异程度，比非洲不同族裔之间的差异还小，根本不能从肤色来判断人类体能与智能差异。

法国前任科研部部长 Claude Allègre 曾说，人类基因组分析报告公布之日，对种族主义者和排外主义者来说，是非常难过的一天，因为他们将丧失仇恨或歧视其他民族的理论根据。《泰晤士报》指出，地球上的每个人，基因密码的相似程度高达 99%，不同肤色人种之间的差异根本就不明显，相比之下，有时同一种族之内的成员，其差异性还来得大些。

在所有种族当中，以非洲黑人内部存在的差异性最大，部分非洲人在基因上与白种人的相近程度甚至还高于与其他非洲人种间的相似度。中国人与白种人之间的基因差异若与非洲东西岸不同黑人种族间的差异相比，同样也显得微不足道。

第四节　基因研究与诺贝尔奖

一、诺贝尔简介

阿尔弗里德·柏恩德·诺贝尔（Alfred Bernhard Nobel, 1833—1896），瑞典化学家、工程师和实业家；幼年随父亲来到俄罗斯，15 岁起先后在意大利、英国、法国和美国学习；

毕业后回到其父亲在俄罗斯圣彼得堡开办的工厂工作，同时从事科学研究、机械设计等。回到瑞典后，诺贝尔致力于研究炸药。在研究控制硝化甘油（将防水的甘油，渗透到浓缩硝酸和浓缩硫酸的冷混合体中制成）的爆炸时，发明了雷管的引爆，发现掺和硅藻土能保证硝化甘油的安全运输和使用。他还发现由火药和硝化甘油混合能制造出威力更大的炸药，并发明了无烟火药。诺贝尔一生共获得技术发明专利355项，并在欧美等五大洲20个国家开设了约100家公司和工厂，积累了巨额财富。

二、诺贝尔奖简介

诺贝尔基金会（Nobel Foundation）是根据诺贝尔遗嘱的规定建立起来的私人机构，专门管理诺贝尔遗产和诺贝尔奖的颁布，由瑞典国王于1900年6月29日在议会中宣布成立。诺贝尔遗嘱于1895年11月27日在巴黎签署，而他于1867年12月10日去世，签署时间大约在他去世前一年。因此，这个基金会是在诺贝尔死后大约三年半时成立的。

根据诺贝尔的遗嘱，以其遗产的大部分（共计920万美元）作为基金设立诺贝尔奖（Nobel Price），以其利息分别设立物理学、化学、生理学或医学、文学、和平奖共5个奖项。1901年起，每年在12月10日（诺贝尔逝世日）颁奖。每种奖金发给该领域中作出杰出贡献的1~3位科学家，若当年无合适的人选也可空缺。和平奖由挪威议会5人委员会评定，其他奖项由瑞典相关科研机构评定。1968年瑞典中央银行于建行300周年之际提供资金增设诺贝尔经济奖（全称为"瑞典中央银行纪念阿尔弗雷德·伯恩德·诺贝尔经济科学奖金"，亦称"纪念诺贝尔经济学奖"），并于1969年开始与其他5项奖同时颁发。诺贝尔经济学奖的评选原则是授予在经济科学研究领域作出重大价值贡献的人，并优先奖励那些早期作出重大贡献者。1990年诺贝尔的一位重侄孙克劳斯·诺贝尔又提出增设诺贝尔地球奖，授予杰出的环境成就获得者。该奖于1991年6月5日世界环境日之际首次颁发。

诺贝尔奖包括奖金、奖章和证书。奖金数视基金会的收入而定，其范围约从11 000英镑（31000美元）到30 000英镑（72 000美元）。奖金的面值，由于通货膨胀，逐年有所提高，最初约为3万多美元，20世纪60年代为7.5万美元，80年代达22万多美元，近年来已超过100万美元。

诺贝尔奖金质奖章约半镑重，内含黄金23K，奖章直径约为6.5cm，正面是诺贝尔的浮雕像。不同奖项、奖章的背面饰物不同。

每份获奖证书的设计各具风采。

诺贝尔奖颁奖仪式隆重而简朴，每年出席的人数限于1500~1800人，其中男士要穿燕尾服或民族服装，女士要穿严肃的夜礼服，仪式所用的白花和黄花必须从圣莫雷空运来，这意味着对知识的尊重。

三、诺贝尔生理学或医学奖

1900年6月瑞典政府批准设置了诺贝尔基金会，并于次年诺贝尔逝世5周年纪念日，即1901年12月10日首次颁发诺贝尔奖。自此以后，除因战时中断外，每年的这一天分别在瑞典首都斯德哥尔摩和挪威首都奥斯陆举行隆重授奖仪式。诺贝尔生理或医学奖由瑞典皇家卡罗林医学院评定，从1901年起颁发，其中有9年（1915—1918、1921、1925、

1940—1942）因战乱没有举行，至 2012 年总共颁奖 102 次，共计 201 名获奖。

（一）早期生理或医学奖的主要贡献

早期生理或医学奖主要颁发给对人类疾病治疗方面有直接贡献者。如 1901 年德国细菌学家、免疫学家贝林（E. A. V. Behring）因创造了血清疗法，发明了血清白喉抗毒素治疗白喉和牛结核疫苗而获奖；1902 年英国热带病学家罗斯（R. Ross）证实了疟疾是由疟蚊传播的；1903 年丹麦医生芬森（N. R. Finsen）首创光线疗法治疗寻常性狼疮；1905 年德国细菌学家科赫（R. Koch）从事结核病防治的研究并发现了结核杆菌；1913 年法国生物学家里歇（C. R. Richet）发现了过敏现象；1928 年法国细菌学家、病理学家尼科尔（C. J. H. Nicolle）证明斑疹伤寒经由体虱传播；1929 年荷兰医生艾克曼（C. Eijkman）发现了用维生素 B_1 可治疗脚气病。

（二）20 世纪四五十年代的主要获奖者

1939 年至 20 世纪 40 年代间主要授予药物发明者。如：1939 年德国医生多马克（G. Domagk）发现了百浪多息（磺胺类药）的抗菌作用；1945 年英国细菌学家弗莱明（A. Fleming）、生于德国的英国生物化学家钱恩（E. B. Chain）和生于澳大利亚的英国病理学家弗洛里（H. W. Florey）均在青霉素的发现或合成方面作出了贡献；1948 年瑞士药学家穆勒（P. H. Muller）发现了 DDT（dichlorodiphenyltrichloroethane）能有效杀死病媒昆虫；1952 年美国生物化学家瓦克斯曼（S. A. Waksman）发现链霉素可抑制结核菌。

20 世纪 50 年代则主要授予对防止病毒传染有贡献的人。如：1951 年南非医学家（1922 年移居美国）泰勒（M. Theiler）发现治疗黄热病的疫苗；1954 年美国微生物学家韦勒（T. H. Weller）、美国细菌学家恩德斯（J. F. Enders）和美国微生物学家罗宾斯（F. C. Robbings）在脊髓灰质炎（小儿麻痹症）病毒的研究和疫苗研制方面作出贡献。

（三）基因相关研究与诺贝尔奖

DNA 结构的发现标志着人类进入分子生物学的时代。20 世纪后 50 年代诺贝尔奖获得者的研究与分子生物学相关的比例明显超过前 50 年。因基因研究而获诺贝尔奖的获奖者主要分布在生理学或医学领域，也有化学领域的。

1. 果蝇是基因研究的良好材料

因核酸研究而获诺贝尔奖的第一人是德国生物化学家科塞尔（A. Kossel）。他在确定核酸的化学特性及化学组成等方面作出了重大贡献而获得 1910 年"诺贝尔生理或医学奖"。

随后的几位与基因研究有关的获奖者均以果蝇为研究对象。从宏观角度来看，影响当今基因技术有关的得奖人，首推 1933 年获奖的美国实验胚胎学家、遗传学家摩尔根（T. H. Morgan）。他利用果蝇进行遗传学研究，发现了伴性遗传规律和连锁、交换和不分开等现象，确定了染色体具有遗传信息的功能，发展了染色体遗传理论。

1946 年摩尔根的学生、美国遗传学家马勒（H. J. Muller）证实 X 光射线能引起基因突变，从而奠定了辐射遗传研究的基础。

有趣的是，以果蝇作为研究模式取得重大成就而获诺贝尔奖在近 50 年后再次出现。刘易斯（E. B. Lewis）和威斯乔斯（E. F. Wieschaus）共同研究了果蝇的受精卵发育成器官的过程，发现了有关调控果蝇从头到尾器官发育的基因家族。沃尔哈德（C. Nusslein-

Volhard）（女）鉴定了多种指导果蝇早期胚胎发育进程的基因。三位研究果蝇的科学家于1995 年分享了诺贝尔生理学或医学奖的桂冠。这从一个方面也说明果蝇在基因研究中的独特贡献。

2. DNA 双螺旋模型的提出为基因研究提供了坚实基础

1953 年 4 月 25 日由两位年青的美国生物学家沃森（J. D. Watson）和英国生物物理学家克里克（F. H. C. Crick）在 *Nature* 杂志上发表了他们提出的 DNA 分子的双螺旋模型并阐明了其对遗传信息传递的意义。他们两人和生于英格兰的英国生物物理学家威尔金斯（M. H. F. Wilkins）一起获得了 1962 年"诺贝尔生理学或医学奖"。后者的贡献在于其 DNA 晶体的精细 X 射线照片为 DNA 双螺旋模型的提出提供了基础数据。

3. 基因调控研究阐明了一些基因的功能

1958 年获奖的美国生物学家、教育家比德尔（G. W. Beadle）、美国生物化学家泰特姆（E. L. Tatum）和美国生物学家、遗传学家利德伯格（J. Lederberg）则分别在基因调控和细菌生化遗传物质可进行重组上作出贡献。比德尔和塔特姆以红面包霉作为材料，发现了基因与蛋白产物的相关性。前者发现了基因的突变对生物体内生化反应的影响；后者发现基因能调节生物体内的化学反应，开创了遗传学的生化研究。利德伯格发现了细菌的结合作用和转导作用，发明了影印法和青霉素直接选择法。

1965 年 3 位法国科学家雅各布（F. Jacob）、雷沃夫（A. M. Lwoff）和莫诺（J. Monod）因共同提出了原核生物基因调控的经典模型——乳糖操纵子（Lac. Operon）并发现了细胞中 mRNA 的存在而获奖。乳糖操纵子学说已成为分子生物学基因调控的典范，阐明大肠杆菌的乳糖分解代谢相关基因可受生长液中是否含乳糖而开启，即环境因素可以影响到基因的表达。这也是生物体通过基因调控而充分利用和适应环境的一种有效机制。

另外，器官发育和生物的衰老同样也受基因的调控。2002 年布雷内（S. Brenner）、霍维茨（H. R. Horvitz）和苏尔斯顿因（J. E. Sulston）发现器官发育和"程序性细胞死亡"过程的基因规则而获奖。

4. 遗传学中心法则造就了 11 位获奖者

遗传学中心法则（central dogma）是生物学的重要法则。该法则认为生物的遗传物质 DNA 有复制的特性，能够精确复制出完全相同的 2 份 DNA 分别存于 2 个子代细胞内；然后 DNA 通过转录把遗传信息抄录到 RNA 分子中，再由 RNA 直接指导蛋白质的合成，最后由蛋白质来体现遗传信息。最早认为遗传信息的流动方向只能是 DAN → RNA →蛋白质。

1959 年生于西班牙的美国生物化学家奥乔亚（S. Ochoa）因发现了核酸的生理功能并人工合成了 RNA，科恩伯格（A. Kornberg）因发现了 DNA 聚合酶并人工合成了 DNA 而共同获奖。他们的发现肯定了 DNA 模式及复制和转录的机制，是中心法则的重要内容。

在翻译过程的阐述中，霍利（R. W. Holley）测定了酵母丙氨酰 -tRNA 的一级结构；科拉纳（H. G. Khorana）运用有机化学合成方法和酶学方法人工合成了具有重复结构的多聚核苷酸；尼伦伯格（M. W. Nirenberg）确立了编码氨基酸的遗传密码。他们三人于 1968 年获得了诺贝尔奖。

1969 年，德尔布鲁克（M. Delbruk）、赫尔希（A. D. Hershey）和卢利亚（S. D. Luria）因分别对噬菌体（细菌的病毒）遗传信息的研究作出巨大贡献，用实验证明了噬菌体的遗传物质是 DNA 和提出病毒复制的机制而获奖。这使得遗传学中心法则在低等生物中得到了证实。历史上也是因病毒的研究而完善了经典的遗传学中心法则，即 RNA 也可以是某些生物（尤其是低等生物，如病毒）的遗传物质，而此类生物的遗传信息的流向可从 RNA 到 DNA。这要归功于巴尔的摩（D. Baltimore）、特明（H. M. Temin）和杜尔贝科（R. Dulbecco）这三位著名的科学家。巴尔的摩在小白鼠白血病病毒的病毒颗粒中发现了逆转录酶，特明在鸡肉瘤病毒中发现了逆转录酶，杜尔贝科在组织培养中证明了病毒通过染色体遗传到子代细胞。他们的发现说明了 RNA 可以被逆转录成 DNA，完善了遗传学中心法则，具有重要的理论意义，同时也具有重大的实用价值（由 RNA 逆转录成的互补 DNA——cDNA——已成为分子生物学重要的研究工具之一），因而于 1975 年获得了诺贝尔奖。

5. 基因工程和序列测定

20 世纪 70 年代是基因工程兴起的年代，该技术的发展使得生物学经历了革命性变化。从此，人类有可能按照自己的愿望改造基因，为人类服务。在低等生物中，为防止外来基因的侵略，出现了"限制与修饰"机制。其中限制性核酸内切酶和甲基化修饰酶发挥着非常重要的作用。阿尔伯（W. Arber）发现了这两类关键的酶，史密斯（H. E. Smith）研究和确定了它们的作用序列的特征，内森斯（D. Nathans）用限制性核酸内切酶作为基因工程的工具获得成功。他们三人于 1978 年获得"诺贝尔生理学或医学奖"。

此外，在基因工程方面作出杰出贡献的科学家们还获得了诺贝尔化学奖。柏格（P. Berg）创立了一系列基因分离和连接技术，为基因工程奠定了基础，于 1980 年获得了诺贝尔化学奖。当年与柏格分享荣誉的还有两位在核酸序列测定方面发明了酶法的美国生物化学家桑格（F. Sanger）和化学降解法的吉尔伯特（W. Gilbert）。值得一提的是，桑格确实是序列测定方面的天才，他于 1958 年因测定了胰岛素中的氨基酸序列而获得"诺贝尔化学奖"。

基因工程技术发展非常迅速，涌现出许多新技术。穆里斯（K. B. Mullis）发明了在体外进行快速基因扩增的聚合酶链反应（PCR）技术而于 1993 年与发明基因定点突变技术的史密斯（M. Smith）分享诺贝尔化学奖。史密斯的发现开辟了蛋白质工程的新领域。

6. 基因特性的深入研究使人们更加容易理解许多生命现象

随着研究的深入，人们对基因的特征有了更加清楚的认识。在生物体基因组内一些功能类似、结构具有同源性的基因称为基因家族。1980 年贝纳塞拉夫（B. Benacerraf）因发现了掌管免疫应答的基因家族，并证明了它与人类白细胞抗原（human leukocyte antigen, HLA）基因有关联而与另外两位研究 HLA 的专家斯内尔（G. Snell）和多塞（J. Dausset）共同获得了 1980 年的"诺贝尔生理学或医学奖"。

1951 年，麦克林托克（B. McClintock）（女）在玉米研究中首次提出"可移动的控制基因"学说而于 32 年后的 1983 年获得了"诺贝尔生理学或医学奖"。她的发现说明基因不是稳定不变的。这种现象在多种生物（如：大肠菌、酵母菌等）中均被证实了。当年诺贝尔委员会认为其发现为近代遗传学上两大发现之一，与 DNA 双螺旋结构的发现同等重要。

基因的另一重要特性是重组现象。1987 年利根川进（S. Tonegawa）因发现了产生多样性抗体的遗传原理——基因重组而获得了诺贝尔生理学或医学奖。他发现在淋巴细胞成熟过程中，编码抗体的各种基因经过重组产生部分相同又有部分特异的抗体蛋白，解释了机体在不增加基因的情况下如何产生针对多种多样抗原的抗体。

基因与肿瘤的关系一直是人们关注的焦点。1989 年，毕晓普（M. Bishop）和瓦姆斯（H. Varmus）共同发现动物肿瘤病毒的致癌基因起源于细胞中的原癌基因而获奖。其实关于病毒致癌的研究早在1966年鲁斯（F. P. Rous）就因提出病毒复制的有关调节过程和发现诱发肿瘤的病毒而获得"诺贝尔生理学或医学奖"。

随着对核酸功能的进一步研究，许多改变传统概念的成果涌现。如：以前人们一直认为在体内具有催化活性的物质只有酶，其本质是蛋白质。奥尔特曼（S. Altman）和切赫（T. R Cech）在对核糖核酸酶 P 和四膜虫 26SrRNA 的研究中发现 RNA 具有生物催化作用（这种 RNA 又称"核酶"）而于1989年获得了"诺贝尔化学奖"。核酶发现具有重要的意义：它不仅改变了人们对酶都是蛋白质的传统观念，而且对探索生命的起源很有启发。历史上或许曾有过"RNA 世界"，RNA 不仅充当遗传物质，而且具有催化功能；随着生命的不断进化，原始 RNA 的两个功能分别"让位"给 DNA 和蛋白质，保留催化活性的 RNA 是进化历程的"活化石"。核酶的功能与 rRNA 的加工有着密切关系。

基因的断裂特性也是在研究 RNA 的加工中发现的。罗伯茨（R. J. Roberts）和夏普（P. A. Sharp）于1977年首次分别在真核病毒腺病毒中发现了基因断裂现象并提出了断裂基因的概念而获得了1993年的"诺贝尔生理学或医学奖"。基因断裂是真核生物的一个重要特征，说明转录生成的 RNA 要经过剪接（切除非表达序列—内含子和拼接表达序列—外显子）加工以后才能成为有功能的 RNA。

从众多因基因研究而获诺贝尔奖的有趣例子中我们不难看出，基因在生物界中的作用是巨大而神奇的；同时人类尚未完全揭示基因的全部奥秘。人们有理由相信，在未来的诺贝尔奖获奖名单上必将出现更多研究基因的科学家。

（肖丙秀）

附 录

附录 1　核苷三磷酸的物理常数

核苷三磷酸	相对分子质量	最大吸收峰 （λ_{max}，pH7.0）	1mol 溶液（pH7.0） 在 λ_{max} 时的最大吸收值	OD_{280}/OD_{260}
ATP	507.2	259	15 400	0.15
CTP	483.2	271	9000	0.97
GTP	523.2	253	13 700	0.66
UTP	484.2	262	10 000	0.38
dATP	491.2	259	15 400	0.15
dCTP	467.2	271	9100	0.98
dGTP	507.2	253	13 700	0.66
dTTP	482.2	267	9600	0.71

附录 2　几种生物单倍体 DNA 的含量

生物 DNA	分子大小（bp）	DNA 相对分子质量
哺乳动物	$\sim 3.0 \times 10^9$	$\sim 1.9 \times 10^{12}$
果蝇	$\sim 1.8 \times 10^8$	$\sim 7.8 \times 10^{10}$
大肠杆菌	4.6×10^6	3.0×10^9
λ 噬菌体	48 514	3.1×10^7
pBR322 质粒	4363	2.8×10^6
pUC18/pUC19	2686	1.7×10^6

附录3　希腊字母表

字母	名称	读音	常见意义
α　A	alpha	阿尔法	角度；系数
β　B	beta	倍塔	磁通系数；角度；系数
γ　Γ	gamma	伽马	电导系数（小写）
δ　Δ	delta	选耳塔	变动；密度；屈光度
ε　E	epsilon	厄普西隆	对数之基数
ζ　Z	zeta	接塔	系数；方位角；阻抗；相对黏度；原子序数
η　H	eta	厄塔磁滞	磁滞系数；效率（小写）
θ　Θ	theta	太塔	温度；相位角
ι　I	iota	依奥塔	微小，一点儿
κ　K	kappa	卡帕	介质常数
λ　Λ	lambda	拉姆塔	波长（小写）；体积
μ　M	mu	缪	磁导系数；微（千分之一）；放大因数（小写）
ν　N	nu	纽	磁阻系数
ξ　Ξ	xi	克西	
o　O	omicron	奥米克戎	
π　Π	pi	派	圆周 ÷ 直径 = 3.1416
ρ　P	rho	柔	电阻系数（小写）
σ　Σ	sigma	西格马	总和（大写），表面密度；跨导（小写）
τ　T	tau	陶	时间常数
υ　Υ	upsilon	宇普西隆	位移
φ　Φ	phi	斐	磁通；角
χ　X	chi	克黑	
ψ　Ψ	psi	普西	角速；介质电通量（静电力线）；角
ω　Ω	omega	奥米伽	欧姆（大写）；角速（小写）；角

附录 4　罗马数字表

罗马数字	阿拉伯数字	罗马数字	阿拉伯数字
I	1	XIV	14
II	2	XV	15
III	3	XVI	16
IV	4	XVII	17
V	5	XVIII	18
VI	6	XIX	19
VII	7	XX	20
VIII	8	L	50
IX	9	C	100
X	10	CL	150
XI	11	CC	200
XII	12	CCL	250
XIII	13	CCC	300

附录 5　DNA 和 RNA 的符号

核酸	核苷酸		符号
DNA	腺嘌呤	Adenine	A
	鸟嘌呤	Guanine	G
	胸腺嘧啶	Thymine	T
	胞嘧啶	Cytosine	C
RNA	腺嘌呤	Adenine	A
	鸟嘌呤	Guanine	G
	尿嘧啶	Uracil	U
	胞嘧啶	Cytosine	C

附录 6 密码子在人类中的使用频率

氨基酸	英文名	三字符	一字符	人类蛋白质中 出现的频率（%）	密码子及其在人类中 的使用频率（%）	
丙氨酸	Alanine	Ala	A	6.99	GCU（28.0）	GCC（41.6）
					GCA（20.0）	GCG（10.3）
精氨酸	Arginine	Arg	R	5.28	CGU（8.9）	CGC（21.4）
					CGA（5.4）	CGG（10.4）
					AGA（9.9）	AGG（11.1）
天冬酰胺	Asparagine	Asn	N	3.92	AAU（42.3）	AAC（57.7）
天冬氨酸	Aspartic acid	Asp	D	5.07	GAU（42.8）	GAC（57.2）
半胱氨酸	Cysteine	Cys	C	2.44	UGU（40.6）	UGC（59.4）
谷氨酸	Glutamic acid	Glu	E	6.82	GAA（39.2）	GAG（60.7）
谷氨酰胺	Glutamine	Gln	Q	4.47	CAA（24.8）	CAG（75.2）
甘氨酸	Glycine	Gly	G	7.10	GGU（15.8）	GGC（35.8）
					GGA（24.1）	GGG（24.3）
组氨酸	Histidine	His	H	2.35	CAU（39.6）	CAC（60.4）
异亮氨酸	Isoleucine	Ile	I	4.50	AUU（33.1）	AUC（54.0）
					AUA（12.9）	
亮氨酸	Leucine	Leu	L	9.56	UUA（5.5）	UUG（11.5）
					CUU（11.1）	CUC（20.8）
					CUA（6.5）	CUG（44.5）
赖氨酸	Lysine	Lys	K	5.71	AAA（38.9）	AAG（61.1）
甲硫氨酸	Methionine	Met	M	2.23	AUG（100）	
苯丙氨酸	Phenylalanine	Phe	F	3.84	UUU（41.1）	UUC（58.2）
脯氨酸	Proline	Pro	P	5.67	CCU（27.3）	CCC（35.2）
					CCA（25.7）	CCG（11.6）
丝氨酸	Serine	Ser	S	7.25	UCU（18.3）	UCC（23.7）
					UCA（12.9）	UCG（5.9）
					AGU（13.2）	AGC（25.9）
苏氨酸	Threonine	Thr	T	5.68	ACU（22.4）	ACC（40.5）
					ACA（25.4）	ACG（11.8）
色氨酸	Tryptophan	Trp	W	1.38	UGG（100）	
酪氨酸	Tyrosine	Tyr	Y	3.13	UAU（40.0）	UAC（60.0）
缬氨酸	Valine	Val	V	6.35	GUU（16.4）	GUC（25.7）
					GUA（9.3）	GUG（48.7）

附录7　科学单位

前缀	符号	含义	单位	符号	度量
Mega	m	10^6	Base pair	bp	碱基单位
Kilo	k	10^3	Dalton	Da	gram/mole　克／摩尔
Hector	h	10^2	Gallon	gal	加伦（容积单位）1gal=4qt
Deca	da	10^1	Gram	g	克（重量）
Deci	d	10^{-1}	Liter	l	升（体积）
Centi	c	10^{-2}	Meter	m	米（长度）
Mili	m	10^{-3}	Molar	M	moles/liter　摩尔／升
Micro	μ	10^{-6}	Mole	mole	6×10^{23} 个分子（摩尔）
Nano	n	10^{-9}	Ounce	oz	盎司（重量单位）1oz=28.35g
Pico	p	10^{-12}	Percent	%	gram/100mL　克/100 毫升
Fetto	f	10^{-15}	Pint	pt	品脱（容积单位）
Atto	a	10^{-18}	Quart	qt	夸脱（容积单位）1qt=2pt

附录8　核酸检测方法的灵敏度

检测方法	可检测到的最小拷贝数
PCR 及其他基因扩增方法	1~10
液相杂交	10^3
Southern 杂交或 Northern 杂交	10^4
寡核苷酸杂交	10^6

附录9　常用核酸换算数据

1. 重量换算

$1\mu g = 10^{-6}g$　$1ng = 10^{-9}g$　$1pg = 10^{-12}g$　$1fg = 10^{-15}g$

2. 分光光度换算

$1OD_{260}$ 双链 DNA = 50μg/mL

$1OD_{260}$ 单链 DNA = 33μg/mL

$1OD_{260}$ 单链 RNA = 40μg/mL

纯 DNA OD_{260}/OD_{280} =1.8

纯 RNA $OD_{260}/OD_{280} = 2.0$

3. DNA 摩尔换算

$1\mu g$ 1000 bp DNA = 1.52 pmol = 3.03 pmol 末端

1pg 1000 bp DNA = 0.66 μg

1kb 双链 DNA（钠盐）= 6.6×10^5

1kb 单链 DNA（钠盐）= 3.3×10^5

1kb 单链 RNA（钠盐）= 3.4×10^5

脱氧核糖核苷酸的平均分子质量 = 324.5

核糖核苷酸的平均分子质量 = 340

1 氨基酸平均分子质量 = 110

4. 蛋白质 /DNA 换算

1kb DNA = 333 个氨基酸编码容量 = 3.7×10^4 MW 蛋白质

10 000 MW 蛋白质 = 270bp DNA

30 000 MW 蛋白质 = 810bp DNA

50 000 MW 蛋白质 = 1.35kb DNA

100 000 MW 蛋白质 = 2.7kb DNA

附录 10 核苷酸序列资料库

1. GenBank（基因库）

网址：www.ncbi.nlm.nih.gov/Genbank

2. EMBL（欧洲分子生物学实验室核苷酸序列资料库）

网址：www.ebi.ac.uk/embl/

3. DDBJ（日本 DNA 序列资料库）

网址：www.ddbj.nig.ac.jp

附录 11 常用基因相关网站

美国国家生物技术信息中心　http://www.ncbi.nlm.nih.gov/

欧洲分子生物学实验室核酸数据库　http://www.ebi.ac.uk/embl/

日本 DNA 数据库（DDBJ）　http://www.ddbj.nig.ac.jp/

斯坦福人类基因组中心　http://shgc-www.stanford.edu/

在线人类孟德尔遗传目录（OMIM）　http://www.ncbi.nlm.nih.gov/omim/

BMCD 生物大分子结晶数据库　http://www.bmcd.nist.gov:8080/bmcd/

SwissProt 蛋白序列数据库　http://www.expasy.ch/sprot/

人基因组数据库（GDB）　http://gdbwww.gdb.org/

自然遗传学　http://genetics.nature.com/

基因组研究　http://www.genome.org/

美国国立人基因组研究所　http://www.doe.gov

人类基因组组织　http://hugo.gdb.org

整合的基因组相关信息数据库系统（Entrez）　http://www.ncbi.nlm.nih.gov/entrez/

美国基因数据库（GenBank）　http://www3.ncbi.nlm.nih.gov/web/genbank/index.html

人基因组基因图　http://www.ncbi.nlm.nih.gov/

人基因组计划　http://ornl.gov/hgmis/faq/faqsl.html

癌基因组解剖计划（CGAP）　http://www.ncbi.nlm.nih.gov/ncicgap/

表达序列标签库（dbEST）　http://www.ncbi.nlm.nih.gov/dbEST/index.html

遗传病基因数据库　http://genome.nhgri.nih.gov/clone/

肿瘤基因数据库　http://condor.bcm.tmc.edu/oncogene.html

Rutgues 大学的核酸数据库　http://ndbserver.rutgers.edu/

基因组序列数据库（GSDB）http://www.ncgr.org/research/sequence/

基因治疗　http://newsfile.com/homepage/xlg.htm

基因组分析实验手册　http://www.ncbi.nlm.nih.gov/baxevani/csh

Pedro 生物分子研究工具　http://genome.dkfz-heidelberg.de

蛋白质数据库（Protein Data Bank，PDB）　http://www.rcsb.org/pdb

加利福尼亚大学圣克鲁斯基因组生物信息学网站（UCSC）　http://genome.ucsc.edu/

Ensembl 基因组　http://www.ensemblgenomes.org/

HUGO 基因命名委员会（HGNC）　http://www.genenames.org/

基因组变异数据库　http://projects.tcag.ca/variation/

基因组结构变异数据库（dbVar）　http://www.ncbi.nlm.nih.gov/dbvar/

DNA 元件百科全书（ENCODE）　http://www.genome.gov/

基因组参考序列合作体（GRC）　http://www.ncbi.nlm.nih.gov/projects/genome/assembly/grc/human/index.shtml

全基因组关联分析（GWAS Central）　https://www.gwascentral.org/

人类基因组单体型图（HapMap）　http://hapmap.ncbi.nlm.nih.gov/

H-邀请数据库（H-Invitational Database）　http://www.h-invitational.jp/

人类基因组片段重复数据库　http://www.tcag.ca/index.html

人类基因组结构变异数据库　http://humanparalogy.gs.washington.edu/structuralvariation/

千人基因组　http://www.1000genomes.org/

脊椎动物基因组注释数据库　http://vega.sanger.ac.uk/index.html

附录 12　基因及基因组研究大事记

1860 至 1870 年	奥地利学者孟德尔（Gregor Mendel）根据豌豆杂交实验提出遗传因子概念，并总结出孟德尔遗传定律。
1869 年	Miescher 从白细胞中抽提 DNA。
1882 年	Flemming 发现了有丝分裂中的染色质。
1888 年	Boveri 发现了染色体的特征。
1902 年	Bateson 和 Garrod 揭示了人类性状的孟德尔遗传规律。
	McClung 发现了性染色体。

Boveri 和 Sutton 证明染色体是遗传物质的载体。

Bateson 发现基因连锁现象。

1908 年　　Garrod 发现了先天性代谢缺陷。

Hardy 和 Weinberg 建立了群体遗传学。

1909 年　　丹麦植物学家和遗传学家约翰逊（W. Johansen）首次提出"基因"这一名词，用以表达孟德尔的遗传因子概念。

1913 年　　Sturtevant 绘制出第一张基因图。

Morgan、Sturtevant、Muller 和 Bridges 等人提出基因位于染色体上。

1927 年　　Muller 用 X 射线诱导基因突变。

1928 年　　Heitz 区分了常染色质和异染色质。

Griffith 证明肺炎球菌的遗传性转化。

1941 年　　Lewis 提出基因重复所致的进化。

Beadle 和 Tatum 提出"一个基因一种酶"假说。

Auerbach 发现氮芥引起的基因突变。

1944 年　　Avery、McCarty 和 MacLeod 首次分离出 DNA，并证明 DNA 是遗传信息的物质基础。

1949 年　　Neel 和 Pauling 发现了镰刀形贫血症，提出了分子病的概念；

Barr 和 Bertram 发现了 X 染色质。

1950 年　　Chargaff 总结出核苷酸的碱基配对规律——Chargaff 规律。

1952 年　　Hershey 和 Chase 发现基因由 DNA 组成。

Warkany 发现外源因素是先天畸形的病因。

1953 年　　Watson 和 Crick 提出 DNA 的双螺旋模型结构。

1954 年　　Muller 发现 DNA 修复现象。

1955 年　　Sanger 测定出胰岛素的氨基酸序列。

1956 年　　Tijo、Levan、Ford 和 Hamerton 测出了人类染色体数目。

Kornberg 提取 DNA 聚合酶的结晶体，实现 DNA 的体外合成。

Taylor、Delbruck 和 Stent 提出了 DNA 半保留复制。

1959 年　　Lejeune、Turpin 和 Jacobs 发现人类中的染色体畸变。

1960 年　　Brenner、Crick、Jacob 和 Monod 发现 mRNA。

1961 年　　Crick、Brenner、Barnett 和 Watts-Tobin 发现三联体遗传密码。

Nirenberg、Mathaei 和 Ochoa 破译遗传密码。

1962 年　　Jacob 和 Brenner 提出复制子的概念。

1964 年　　Setlow 提出 DNA 的切除修复方式。

1967 年　　Weiss 和 Green 把体细胞杂交技术用于人类基因定位。

Britten 和 Kohne 发现 DNA 重复现象。

Watkins 证明 ABO 血型物质的生化基础是基因。

Cleaver 发现着色性干皮病的原因为 DNA 切除修复缺陷。

Meselson、Yuan、Linn 和 Arber 分离出限制性核酸内切酶。

Donahue 和 McKusick 首次确定一个人类常染色体基因位点。

1969 年　　Beckwith 分离到一个基因。

Baltimore 和 Temin 发现了反转录酶。

Pearson、Bobrow、Vosa 发现了 Y 染色质。

Khorana 进行了体外基因合成实验。

1971 年　　Knudson 提出视网膜母细胞瘤的二次突变理论，抑癌基因 Rb 的发现。

1972 年　　Berg 体外制造了第一个重组 DNA 分子。

1973 年　　Boyer 和 Cohen 促进了重组 DNA 技术的发展。

1974 年　　Kornberg 和 Olins 发现了核小体，阐明染色质的结构。

1977 年　　Sanger、Maxam 和 Gilbert 分别建立了 DNA 测序方法。

1978 年　　Botstein 提出限制性片段长度多态性（RFLP）。

Y. W. Kan（简悦威）首先开展基因诊断。

1980 年　　Berg 因重组 DNA 的研究而获诺贝尔奖。

Sanger 和 Gilbert 因 DNA 测序技术的研究而获诺贝尔奖。

1981 年　　Anderson 等进行线粒体基因组的测序。

1982 年　　Klinger 发现抑癌基因。

Varmus 等发现细胞癌基因。

B. Mclintock 因发现可移动的遗传基因而获诺贝尔奖。

1985 年　　Mullis 创立了体外基因扩增技术——聚合酶链反应（PCR）。

Royer-Pokora 等进行以染色体定位为基础的人类基因的首次结构分析。

Hood 进行了人类基因组测序。

1988 年　　美国国会批准人类基因组计划（HGP）。

通过显微切割获取人类染色体一定区域的克隆。

Bishop 和 Varmus 因癌细胞形成起因的研究而获诺贝尔奖。

Altman 和 Cech 因发现核酶而获诺贝尔奖。

1990 年　　被誉为生命科学"阿波罗登月计划"的国际人类基因组计划启动。

Anderson 等进行了人类第一例成功的基因治疗。

Venter 提出表达序列标签（EST），加快人类基因的发现。

美国建立第一批基因组研究中心。

1992 年　　人类 21 号染色体和 Y 染色体图谱完成。

1993 年　　Roberts 和 Sharp 因发现断裂基因而获诺贝尔奖。

Mullis 因发明 PCR 而获诺贝尔奖。

Smith 因创立低聚核苷酸定向诱变法而获诺贝尔奖。

桑格（Sanger）研究中心在英国剑桥附近成立。

1994 年　　绘制人类基因组高分辨率物理图谱。

1995 年　　Lewis、Nusslein-Volhard 和 Wieschaus 因发现早期胚胎发育中的遗传机制而获诺贝尔奖。

啤酒酵母基因组测序完成。

克隆羊 Dolly 问世。

1997年　法国国家基因组测序中心成立。

1998年　私营的塞莱拉（Celera）公司加入人类基因组研究的竞争。

中国在北京和上海设立国家基因组中心。

秀丽线虫完整基因组序列的测定工作宣告完成，这是科学家第一次绘出多细胞动物的基因组图谱。

1999年　中国获准加入"国际人类基因组计划"，负责测定人类基因组全部序列的 1%。中国是继美、英、日、德、法之后第六个"国际人类基因组计划"参与国，也是参与这一计划的唯一一个发展中国家。

国际人类基因组计划联合研究小组宣布，完整破译出人体第 22 对染色体的遗传密码，这是人类首次成功完成人体染色体完整基因序列的测定。

2000年　4月，美国 Celera 公司宣布破译出一名实验者的完整遗传密码。

4月底，中国科学家完成了 1% 人类基因组的工作框架图。

5月8日，德、日等国科学家宣布，已基本完成了人体第 21 对染色体的测序工作。

6月26日，科学家公布人类基因组工作草图，标志着人类在解读自身"生命之书"的路上迈出了重要一步。

12月14日，美、英等国科学家宣布绘出拟南芥基因组的完整图谱，这是人类首次全部破译出一种植物的基因序列。

2001年　2月12日，中、美、日、德、法、英等六国科学家和美国 Celera 公司 2001 年联合公布人类基因组图谱及初步分析结果。

8月26日，人类基因组"中国卷"的绘制工作宣告完成。

2003年　4月14日，中、美、日、德、法、英等六国科学家宣布人类基因组序列图绘制成功，人类基因组计划的所有目标全部实现。已完成的序列图覆盖人类基因组所含基因区域的 99%，精确率达到 99.99%，这一进度比原计划提前两年多。至此，人类基因组计划共耗资 27 亿美元，比原先预计的 30 亿美元有明显节省。

4月，为庆祝脱氧核糖核酸（DNA）双螺旋结构发现 50 周年和人类基因组序列图绘制成功，美国国会已决定将该年 4 月定为"人类基因组月"，并确定今年 4 月 25 日为全国"DNA Day（DNA 日）"。

5月29日，由美国塞莱拉公司前总裁文特尔创建的基因组学促进中心宣布与杜克大学达成协议，计划合作研究如何更有效地将基因组学成果应用于常见疾病的诊断和治疗。

8月，科学家首次完成了对人类与 12 种脊椎动物的大规模比较基因组学研究。

10月，基因组学里程碑：首张人类全基因组芯片问世。

11月6日，科学家公布了世界上首个复杂生物体的蛋白图谱——果蝇蛋白图谱，从而实现了只显示遗传密码的基因图谱到揭示遗传密码功能的蛋白图谱的飞跃。

12月，美国国家人类基因组研究所（National Human Genome Research Institute，NHGRI）首次公布了黑猩猩基因组序列组装图及其与人类基因组的比较分析结果。这是继人类之后第一个非人类灵长动物基因组草图。

2004年　　3月，用基因组学方法追溯细菌的进化史。

7月，冷泉港实验室由 Michael Wigler 领导的一项研究揭示出不同人的正常细胞 DNA 之间存在惊人的差异。

9月，法国国家科研中心的一份报告指出，由欧洲6个国家25个"重量级"研究所组成的"表观基因组学"先进研究网络，将于9月24日在捷克第二大城市布尔诺的首届"表观基因组学"大会上启动。

10月，人类基因组完成图公布。

2005年　　3月，人类 X 染色体测序工作基本完成，并公布了染色体基因草图。充分论证于2006年春季启动人类元基因组计划，主要完成人体内所有微生物基因组，该计划被称为"人类第二基因组计划"，但规模和广度将远远超过人类基因组计划。

12月13日，美国宣布启动"肿瘤基因组计划"。预计未来13年里找出肺癌、脑癌、卵巢癌等所用困扰人类癌症的致癌基因。

2006年　　1月24日，Affymetrix 公司于宣布推出 GeneChip（R）人类和鼠源嵌合芯片（Tiling Array）系列产品，这是目前市面上唯一商业化的全基因组转录产物作图芯片。

2月，全世界大约有超过80位基因营养体学的专家，正共同筹划一个营养基因组学的大型研究计划，希望能够通过该项合作来有效推动对人类健康、营养基因组学的研究。

3月31日，国际马铃薯基因组测序协会（the Potato Genome Sequencing Consortium，PGSC）表示荷兰政府将出资300万欧元（大约360万美元）进行马铃薯第一个染色体的测序，并且在与其他国家科研组织合作的前提下于2010年完成马铃薯基因组（840Mb）的测序，为未来全球食品供应作出一份贡献。

5月18日，英美科学家在英国 Nature 期刊网络版上发表了人类最后一个染色体——1号染色体的基因测序。

7月 在 Chemistry and Biology 杂志上，来自威斯康星州大学的华人学者高群杰、张常胜等人发表了有关通过比较基因组学方法来破译吲哚咔唑（indolocarbazole）和 Enediyne Aminodideoxypentose 生物合成的文章。

12月2日，安德鲁·法厄与克雷格·梅洛（Craig C. Mello）因为在 RNAi 机制研究中的贡献而获得"诺贝尔生理或医学奖"。

2007年　　挪威政府计划出资7000万美元支持一项功能基因组研究计划，该计划的目的在于推动工业化研究和技术项目发展。

5月30日，美国人詹姆斯·沃森，也是 DNA 双螺旋结构的发现者，成为世界上第一个拥有个人"生命之书"（个人基因图谱）的人。

6月，冷泉港2500万创立精神病基因组学中心。

2008 年	1 月，启动国际千人基因组计划，由中英美德等国科学家共同承担，旨在提供最详尽的人类遗传变异图谱，以推动基因组学在疾病健康领域的应用。

4 月，*Cell* 杂志上发表了一篇关于表观基因组学重大进展，新的高通量测序技术使 Salk 生物研究所的研究人员描绘出模式植物拟南芥基因组中的个体 DNA 修饰，并且弄清了对拟南芥 26 000 个基因中每个基因活性的影响。

大熊猫基因组框架图绘制完成。

疟原虫基因组序列绘制完成。

细菌 Phenylobacterium zucineum 全基因组测序。

丝盘虫基因组测序完成。

小麦基因组测序完成。

2009 年　武汉植物园成功测定了孑遗蕨类植物桫椤的叶绿体基因组全序列，并对其进行了进化基因组学分析。

2010 年　3 月，200 多名国际顶尖科学家参加由华大基因主办的 2010 年 MetaHIT 国际会议。该会议为人类认识自身健康和疾病与肠道微生物之间的联系提供新的理论依据，并为科学家们交流宏基因前沿进展，探讨微生物未来方向提供了崭新平台。

6 月 29 日，非洲启动基因组学项目。

2011 年　9 月，美国约翰霍普金斯医学院等处的研究人员首次完成一种真核生物，或者说复杂生物中的半人工合成染色体，这标志着真核生物大规模基因组工程又前进了一大步。

2012 年　6 月，在 *Cell* 杂志上发表通过新方法"比较表观基因组学"进行基因组功能研究，对 DNA 和组蛋白修饰进行种间对比，对调控基因组进行注释。

9 月，美国格莱斯通研究所的科学家们揭示了构建来自胚胎心脏细胞的全功能心脏所需成百上千个遗传"开关"的精确顺序和计时，提供了关于一些形式的先天性心脏病遗传基础的线索。

9 月，癌症基因组计划的科学家们报告了他们最新的癌症基因组研究成果：公布了 800 个乳腺癌的遗传特征，包括发现了导致乳腺癌最常见形式的遗传原因，为新的治疗靶点提供线索，并确定乳腺癌和卵巢癌一种亚型之间的分子遗传相似性。

2013 年　1 月，由 5 个国家 9 个实验室组成的联合研究团队解析了 2 种蝙蝠的全基因组序列。

2 月 1 日，由美国犹他大学、深圳华大基因研究院等单位合作完成的鸽子基因组研究成果在 *Science* 期刊在线发表。

2 月，*Cell* 发布首个大脑全基因组增强子图集，这将使科学家们详细研究基因调控，以及遗传突变对于神经系统疾病的影响成为可能。

3 月 7 日，基因组中表观遗传变化是能遗传的，来自 Salk 生物学研究所等处的一组研究人员完成了一项野生植物表观基因组学全范围内的研究分析，从中发现了这种修饰与遗传信息相互作用的共同模式。

3月，由丹麦奥尔胡斯大学地质微生物学中心领导的一个国际研究人员小组，却成功地从海底淤泥中获得了4个古细菌细胞，并绘制出了每个细胞的基因组图谱。

3月29日，*Science* 杂志以"Cancer Genomics"为题对癌症基因组学进行了专题介绍。

4月10日，在《美国医学会杂志》上的一则研究披露，在一项用宏基因组学（对从复杂的微生物样品中提取的 DNA 进行直接测序）对 2011 年德国产志贺毒素型大肠杆菌爆发作的分析中，研究人员成功地对一个疾病爆发菌株的基因组序列进行了重建；这些结果表明用这种方法具有比基于细菌培养的方法更快识别并描述细菌性病原体特征的潜力。

4月，由多个研究机构组成的一个大型研究团队开展全面分析，揭示了引导早期人类胚胎发育的基因开启和关闭的机制。

5月，瑞典科学家完成了对挪威云杉（Picea abies）的基因组测序，并将测序结果发表在 *Nature* 杂志上。

人类基因组研究"中国卷"大事记

1995 年　杨焕明等人呼吁参与国际人类基因组计划。

1998 年　6月，中国科学院遗传所人类基因组中心挂牌成立，宣布开展大规模测序和建设相关技术平台的发展计划，由 4 位美国科学院院士及 1 位诺贝尔奖得主组成国际顾问组，引起国际社会广泛关注。

　　　　10月，国际人类基因组计划协作组宣布加快工作速度，将人类基因组计划提前到 2003 年完成，遗传所人类基因组中心获得中国科学院资助。

1999 年　4月，遗传所人类基因组中心开始进行人类基因组测序，在中国实现零的突破。
　　　　5月，开始嗜热菌的全基因组测序，开始大规模基因组测序的技术平台建设。

　　　　9月，杨焕明在第五次伦敦国际人类基因组战略讨论会上介绍情况。会议正式接受中国加入国际合作，划定了测序区域，正式承担 1% 的测序任务。

　　　　11月，科技部、中国科学院组成联合评审小组，通过并确立了支持 1% 项目的决定，这一项目正式成为国家支持的重点项目。国家人类基因组南方中心和北方中心正式加盟，参与大规模测序工作。

2000 年　6月26日，包括中国在内的六国科学家共同宣布，人类有史以来第一个基因组"工作框架图"绘制完成，这是人类历史上值得"加载史册的一天"。

　　　　7月，中国科学院遗传所人类基因组中心华大曙光生物信息学联合实验室"挂牌、中国—丹麦家猪基因组计划"正式启动。

2001 年　4月，随着运算速度超千亿次的曙光 3000 超级计算器正式落户杭州华大基因研究中心，"华大基因"的测序能力名列世界第六，从而标志着一个完整的世界级基因组信息学中心在我国诞生。

　　　　8月26日，人类基因组计划中国部分测序项目汇报及联合验收会在京召开，标志人类基因组"中国卷"通过国家验收。

10 月，中国科学家率先独立完成水稻基因组"工作框架图"，并公布其数据库供全球无偿共享。

10 月 29 日，上海、北京、广西等地科学家联合攻关，完成了三种重要的人类植物病原微生物——钩端螺旋体、表皮葡萄球菌和黄单胞菌的全基因组测序，取得国际领先的科研成果。

2002 年　第七届国际基因组大会在上海召开，这表明中国已成为人类基因组研究领域的重要力量。

4 月 13 日，"中法生命科学和基因组研究中心"在上海成立。双方科学家将开展重要模式生物的基因组测序和功能研究，包括不同人群基因组变异对疾病易感性的比较研究，重要单基因、多基因的疾病研究和人类肿瘤的转录组的蛋白质组研究。

12 月 12 日，我国科学家绘制出基于精确 DNA 测序和基因组物理图谱的水稻（籼稻）基因组"精细图"，这是全世界第一张农作物的基因组精细图谱，也是一项令世界瞩目的科学研究成果。它为阐明水稻基本生物学性状的遗传基础，识别、筛选具有经济价值的遗传基因打下了坚实基础。

2003 年　3 月 5 日，在华中农业大学召开首届"作物基因组学及遗传改良国际会议"。华中农大作物遗传改良国家重点实验室历经十年努力，在作物基因组学研究方面获得重大进展。该成果将对作物的遗传改良产生深刻影响，从而为大多数作物的品种和品质改良带来了难得的机遇。

4 月 15 日，军事医学科学院微生物流行病研究所与中国科学院北京基因组研究所通力合作，成功完成了对冠状病毒的全基因组序列测定。

9 月 22 日，人类基因组研究领域又一重大研究计划——"人类基因组单体型图计划"的中国部分正式启动。

11 月，我国已在全世界率先完成家蚕基因组"框架图"绘制工作。这是我国科学家继完成人类基因组 1% 测序工作、水稻基因组"框架图"和"精细图"之后，向人类贡献的第三大基因组研究成果。

2004 年　中国科学院北京基因组研究所在国际合作的框架下参与和主持完成的原鸡基因组和家鸡基因组多态性研究，并于 12 月 9 日在 *Nature* 上以主题科学论文的形式发表。

2005 年　4 月，我国首次对海藻基因组进行的大规模测序。本项目的完成极大地丰富了海洋藻类基因信息数据库，为经济海藻分子育种学和海藻药物基因组学的研究奠定了雄厚的基础，标志着我国的海洋藻类基因组学研究进入了一个新的发展阶段。

中国国际 DNA 和基因组活动周在大连举办。

2006 年　1 月 17 日，中国科学院微生物所与中国科学院北京基因组研究所共建的"微生物基因组学联合研究中心"签约。

2007 年　10 月 12 日，全球第一例中国人标准基因组序列图谱，也是全球 20 亿黄种人的第一个个人基因序列图公布。

2008 年	12 月 16 日，科技部组织专家对"863"计划"常见重大疾病全基因组关联分析和药物基因组学研究"重点项目开展了可行性论证工作。
2009 年	启动"十一五"国家高技术研究发展计划（"863"计划）生物和医药技术领域"常见重大疾病全基因组关联分析和药物基因组学研究"重点项目。
	6 月 1 日，天津中新药业集团与天津生物芯片技术有限责任公司联合启动"速效救心丸对人类基因整体表达情况的影响"项目。有关专家称，这是我国首次采用基因组学技术研究中药，是对中药科学研究的进一步拓展。
	12 月 7 日，国际著名期刊 *Nautre* 刊登了由深圳华大基因研究院领衔、华南理工大学主要参与的合作研究论文"构建人类泛基因组序列图谱"。
	12 月 17 日，由农业部与深圳合作共建的基因组学农业部重点实验室，正式落户深圳华大基因研究院。
2010 年	启动国家"863"计划重点项目"2 型糖尿病全基因组关联分析和药物基因组学研究"。
	11 月 16 日，400 多名全球专家学者齐聚深圳"第五届国际基因组学大会"。
2011 年	1 月 25 日，上海交通大学在计算基因组学研究中取得新成果，开发出一种新型的基因组重测序数据储存和分析的新型压缩工具 GRS。
	5 月 6 日，我国科学家绘制完成鲤鱼全基因组序列图谱。为鲤鱼基因组辅助育种研究、优良品种快速培育奠定了重要基础。
	10 月，"第五届国际营养遗传学与营养基因组学大会"在京召开。
	10 月 23 日，"2011 国际基因组学大会"在长春召开。
	11 月 12 日，"第六届国际基因组学大会"在深圳召开。
	12 月 18 日，世界首个蒙古族人全基因组序列图谱绘制完成。这是自 2001 年人类基因组计划（HGP）启动以来，研究人员首次对蒙古族人基因组进行全序列基因图谱的构建与生物信息学分析，对揭示蒙古族人遗传特征、起源、迁徙及种群遗传病研究具有重要的科研价值。
2012 年	1 月 10 日 华大基因参与类风湿性关节炎基因组学研究。
	2 月，南京农业大学完成对全球首个梨基因组及其基因遗传密码的成功解密。该研究不仅为进一步解析梨包括产量、品种等在内的重要农艺性状提供良好的基因数据平台，同时也将为指导和培育高产、优质和抗病的梨新品种奠定坚实的遗传学基础。
	10 月，我国科学家完成肠道微生物与Ⅱ型糖尿病的宏基因组关联分析。该研究为全面揭示Ⅱ型糖尿病与肠道微生物之间的关系奠定了重要的分子基础，为通过 DNA 序列的微生物分类提供了新方法。
	10 月，中国科学家最新研究成果首次证实在旋毛虫基因组中发现了甲基转移酶并证实了 DNA 甲基化的存在，改写了长期以来认为线虫中没有该种表观遗传修饰的历史。
	11 月 26 日，我国主导完成世界首张西瓜基因组序列图谱的绘制与破译。
	11 月 29 日，第七届国际基因组学大会暨 2012 年亚太区生物信息学峰会在香港成功召开。

12月24日，由中国科学院昆明动物研究所、深圳华大基因研究院等单位合作完成的首个山羊全基因组图谱在 *Nature Biotechnology* 上在线发表。本研究采用新一代测序技术（NGS）与全基因组酶切图谱（Whole-genome mapping）技术相结合的方法成功克服了山羊基因组的组装难题，提供了首个小型反刍动物参考基因组，这将有助于进一步研究反刍动物与非反刍动物之间的区别，并为大的复杂基因组的组装工作提供新思路。

2013 年　　2月6日，中科院昆明动物所、深圳华大基因研究院等单位对树鼩进行了全基因组测序，并对其分类地位和相关生物学特征进行了深度解析。树鼩基因组的完成，将为其在生物医学研究中用作动物模型奠定重要的遗传学基础，进而使其得以更好地应用于生物医药研究。

4月，来自北京大学人民医院，北京基因组研究所等处的研究人员利用焦磷酸测序方法，报道了一种之前被认为是超级细菌的耐甲氧西林金黄色葡萄球菌（MRSA）的金黄色葡萄球菌的全基因组序列信息，从而揭示出这种细菌并不是 MRSA，而是一株新甲氧西林敏感性金黄色葡萄球菌。

（蒋孝明）

参考文献

〔1〕[美] Andreas D Baxevanis，B F Francis Ouellette 著. 生物信息学：基因和蛋白质分析的实用指南 [M]. 李衍达，孙之荣译. 北京：清华大学出版社，2000.

〔2〕[美] David W Mount. 生物信息学 [M]. 钟杨等译. 北京：高等教育出版社，2003.

〔3〕[美] 丹尼斯. 人类基因组：我们的 DNA[M]. 林侠等译. 北京：科学出版社，2003.

〔4〕郭俊明. 人体基因学 [M]. 杭州：浙江科学技术出版社，2004.

〔5〕郝柏林，张淑誉. 生物信息学手册 [M]. 上海：上海科学技术出版社，2000.

〔6〕厉朝龙. 生物化学与分子生物学 [M]. 北京：中国医药科技出版社，2001.

〔7〕[美] Minoru Kanehisa. 后基因组信息学 [M]. 张之荣等译. 北京：清华大学出版社，2002.

〔8〕[英] R Dawkins 著. 自私的基因 [M]. 卢允中，张岱云译. 北京：科学出版社，1981.

〔9〕施卫星，何伦，黄钢. 生物医学伦理学 [M]. 杭州：浙江教育出版社，2001

〔10〕[英] T A 布朗著. 基因组 [M]. 袁建刚，周严，强伯勤主译. 北京：科学出版社，2002

〔11〕[英] 谈莲莎，史密斯著. 生物信息学概论 [M]. 罗静初等译. 北京：北京大学出版社，2002.

〔12〕杨金水. 基因组学 [M]. 北京：高等教育出版社，2002.

〔13〕杨学仁，朱英国. 遗传学发展史 [M]. 武汉：武汉大学出版社，1995.

〔14〕查锡良. 生物化学 [M]. 第 7 版. 北京：人民卫生出版社，2008.

〔15〕张咸宁，刘永章，黄辰，霍满鹏. 医学遗传学 [M]. 北京：科学出版社，2002.

〔16〕赵国屏等. 生物信息学 [M]. 北京：科学出版社，2002.

〔17〕Lewin B. Genes Ⅶ [M]. New York：Oxford University Press Inc.，2000.

〔18〕Harris H, Miller O J, Klein G, Worst P, Tachibana T. Suppression of malignancy by cell fusion. Nature, 1969, 223: 363-368.

〔19〕Klein G, Bregula U, Wiener F, Harris H. The analysis of malignancy by cell fusion. I Hybrids between tumour cells and L cell derivatives. J Cell Sci, 1971, 8: 659-672.

〔20〕Wiener F, Fenyö E M, Klein G, Harris H. Fusion of tumour cells with host cells. Nat New Biol, 1972, 238: 155-159.